Operation Hüfte

Der Homo erectus war ein ausgestorbener Vorgänger des Menschen und
die erste menschenähnliche Art, die wie ein moderner Mensch aufrecht laufen konnte.
Dies war vor allem durch die Funktionsanpassung des Hüftgelenks
möglich, welches das Laufen und den sicheren Gang stabilisiert. Übersetzt heißt
Homo erectus (lat.) „der aufgerichtete Mensch".

Robert Kipping

Operation Hüfte

Fragen an den Spezialisten

2., aktualisierte Auflage

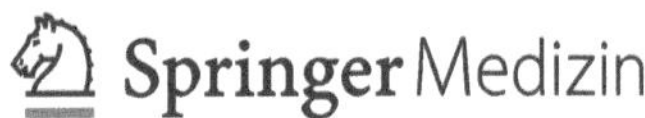

Dr. med. Robert Kipping
Orthopäde und Unfallchirurg
82166 Gräfelfing

Bibliografische Information der Deutschen Bibliothek
Die Deutsche Bibliothek verzeichnet diese Publikation in der Deutschen Nationalbibliografie;
detaillierte bibliografische Daten sind im Internet über http://dnb.ddb.de abrufbar.

Titelbild: © Springer Medizin Verlag GmbH
Gestaltung, Satz, Layout, Infografiken: Ute Schneider, www.u-s-design.com, München
Druck: Stürtz GmbH, Würzburg

ISBN 978-3-89935-302-0

Inhalt

Vorwort zur 2. Auflage 7

1   **Wie funktioniert ein Hüftgelenk?** 8

2   **Welche Erkrankungen treten am Hüftgelenk auf?** 9
     2.1 Im Säuglings- und Kindesalter 9
     2.2 Im Erwachsenenalter..11
     2.3 Im Seniorenalter.. 12
     2.4 Symptomatik einer Hüftarthrose 12

3   **Wie gelangt man zu einer angemessenen Bewertung?** 14
     3.1 Erste Anlaufstelle Hausarzt.. 14
     3.2 Anlaufstelle Klinik 15
     3.3 Information über das Internet 15
     3.4 Information über Printmedien 17
     3.5 Empfehlung durch Freunde und Bekannte........................ 17

4   **Welche Behandlungsmöglichkeiten gibt es?**.......................18

5   **Welche Implantatmodelle sind auf dem Markt?**..................... 23

6   **Wie wählt man einen geeigneten Operateur aus?**.................. 29

7   **Wie läuft eine Hüftgelenkoperation ab?**.................................31
     7.1 Ambulante Betreuung 31
     7.2 Stationäre Behandlung 33
     7.3 Die minimalinvasive Yale-Technik 39
     7.4 Rehabilitationsmaßnahmen 42
     7.5 Nachsorge und Kontrollen 42

8   **Krankenhaushygiene und Qualitätssicherung** 48

9 Wie klappt die Rückkehr in Alltag und Beruf? 50

10 Welche Komplikationen sind möglich? 52
10.1 Infektion des Hüftgebiets..52
10.2 Luxation (Verrenkung) 54
10.3 Materialversagen und Prothesenlockerung 56
10.4 Implantatallergie 60
10.5 Schmerzen nach der Operation....................................63
10.6 Vermutete Behandlungsfehler 66

11 Kommen Kosten auf den Patienten zu? 67

**12 Welche sozialmedizinischen Vergünstigungen
sind möglich?** 70
12.1 Steuerliche Aspekte, Nachteilsausgleich........................70
12.2 Erwerbsunfähigkeitsrente und Teilerwerbs-
unfähigkeitsrente 72
12.3 Private Unfallversicherung...73
12.4 Gesetzliche Unfallversicherung.....................................74

13 Ausblick..75

Fachbegriffe...77

Der Autor...90

Vorwort zur 2. Auflage

Liebe Patientinnen, liebe Patienten, liebe Angehörige,

Schmerzen am und um das Hüftgelenk sind nach den Rückenkrankheiten eine Volkskrankheit geworden. Das Statistische Bundesamt rechnet innerhalb von 7 Jahren bis zum Jahre 2020 mit einer Verdoppelung der Hüftgelenkarthrose und damit mit etwa 8 Millionen Erkrankten in Deutschland, Tendenz steigend! Demnach wird etwa jeder 10. Bundesbürger mit diesem Thema konfrontiert werden.

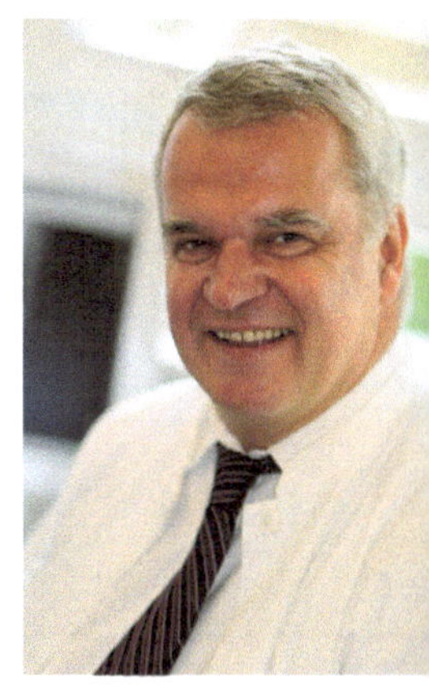

Doch für den Laien ist es schwierig, sich auf diesem medizinischen Terrain zu orientieren. Zu viele divergierende Interessen der einzelnen Akteure Krankenkassen, Krankenhäuser, Ärzte, Politiker und Versicherungen sowie die Lobby der Großgeräteindustrie konkurrieren auf diesem Spielfeld.

Und: Die Zeit am Patienten ist durch den ökonomischen Druck immer knapper bemessen. Das Arbeitsklima in Krankenhäusern wie in den Praxen hat sich gewandelt: Zeitdruck und steigende bürokratische Belastung fordern ihren Tribut.

Damit Sie sich in diesem „Medizindschungel" besser zurechtfinden und sicher ans Ziel gelangen, habe ich dieses Buch verfasst. Anhand praxisrelevanter Fragen erörtere ich das Thema Hüftgelenk für Sie ausführlich und verständlich.

Nach der hervorragenden Akzeptanz der 1. Auflage dieses Buches habe ich mich zu einer aktualisierten 2. Auflage entschlossen. Da dem Thema „Krankenhaushygiene" immer mehr Aufmerksamkeit gewidmet wird, habe ich es in einem eigenen Kapitel neu aufgenommen. Die mittlerweile renommierte „Yale-Technik" hat auf Wunsch der Patienten einen breiteren Platz der Besprechung bekommen.

Alles Gute wünscht Ihnen

Dr. med. Robert Kipping
Gräfelfing, im September 2016

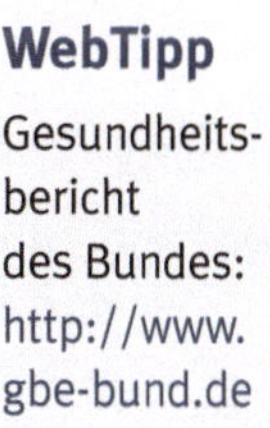

WebTipp
Gesundheitsbericht
des Bundes:
http://www.
gbe-bund.de

1 Wie funktioniert ein Hüftgelenk?

Nach dem Kniegelenk ist das Hüftgelenk das zweitgrößte Gelenk des Körpers und entscheidend für die Mobilität des Menschen. Der aufrechte Gang des Homo erectus ist ohne Hüftgelenk nicht vorstellbar. Umgekehrt zwingt ein defektes Hüftgelenk einen Betroffenen in die Immobilität und reduziert den Bewegungsumfang drastisch.

Mechanisch entspricht das Hüftgelenk einem Kugelgelenk und weist im Gegensatz zum weichteilgeführten Schulter-Kugelgelenk eine innigere knöcherne Führung durch eine große konkave Pfanne und einen passgenauen konvexen Hüftkopf auf. Kräftige Muskeln des Gesäßes und des Oberschenkels steuern die Bewegung (Abbildung 1a, b).

Abbildung 1a: Becken mit Hüftgelenken. Ansicht von vorne.

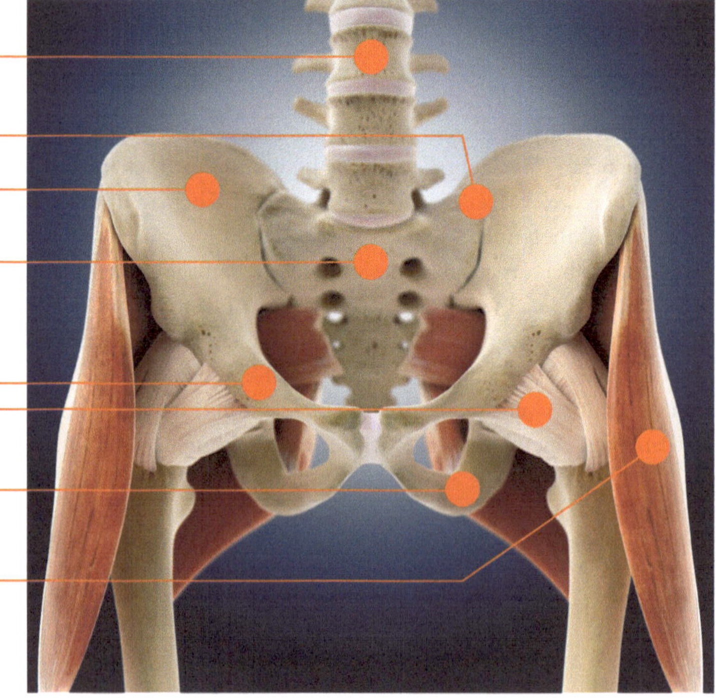

2 Welche Erkrankungen treten am Hüftgelenk auf?

2.1 Im Säuglings- und Kindesalter

Welche Erkrankungen am Hüftgelenk auftreten können, hängt auch von der Lebensphase des Betroffenen ab. So sind beispielsweise die angeborenen Hüftreifungsstörungen und Hüftdysplasien ein wesentliches Thema der Kinderorthopädie und haben in Deutschland zur Einführung des Hüftscreenings zwischen der 4. und 6. Lebenswoche geführt. Dazu erfolgt eine Sonographie beider Hüften (Hüftultraschall, Abbildung 2), um eine Hüftdysplasie zu diagnostizieren, die immerhin bei 1 bis 3 % aller Neugeborenen auftritt. Damit kann man bei früh-

Abbildung 1b: Becken mit Hüftgelenken. Ansicht von hinten.

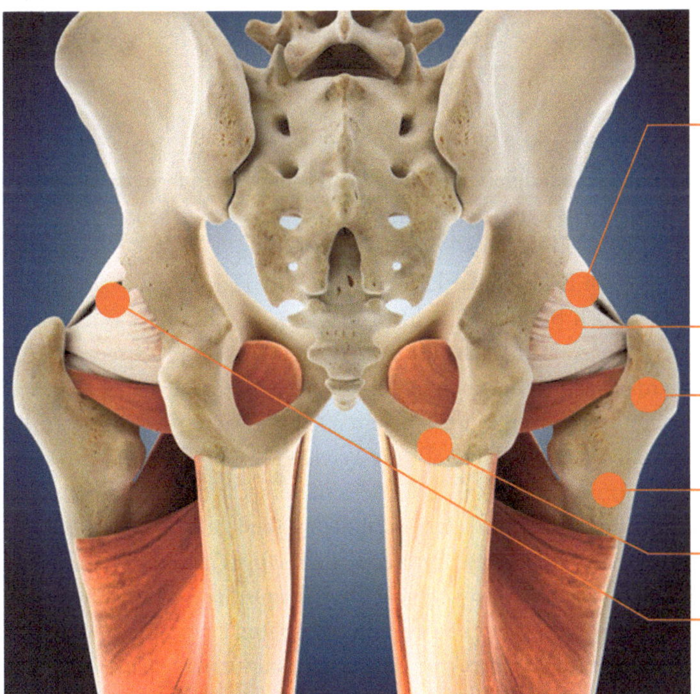

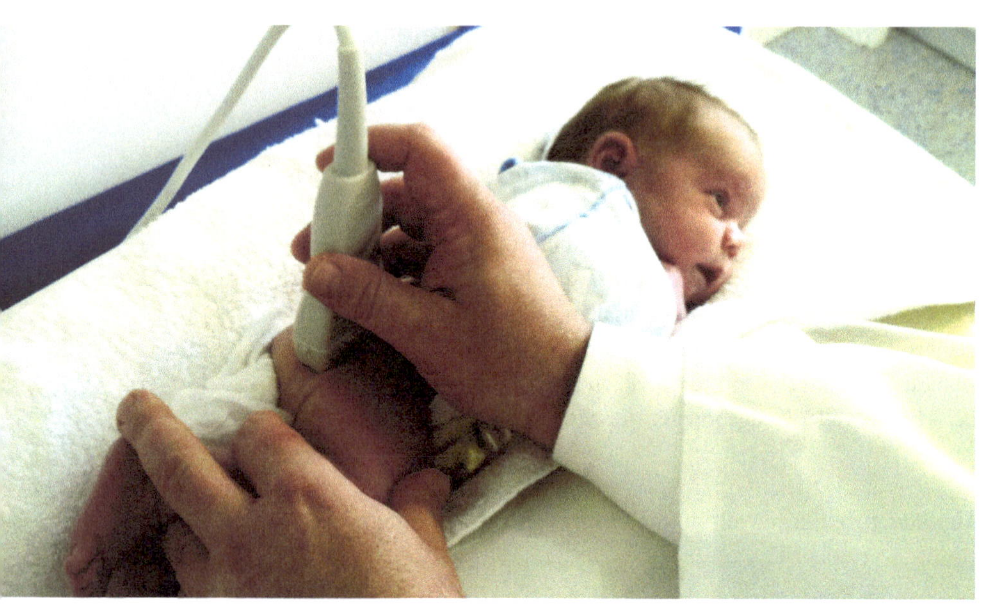

Abbildung 2:
Der kleine Julius
beim Hüftultraschall.

zeitig einsetzender Therapie in vielen Fällen eine später nur noch operativ zu korrigierende Hüftfehlstellung verhindern, da durch die Plastizität des kindlichen Hüftgelenks die weitere Gelenkentwicklung noch positiv beeinflusst werden kann.

Da im Rahmen der körperlichen Entwicklung die Wachstumsfugen noch bis zum Abschluss des Längenwachstums offen sind, bieten sie Angriffsfläche für bakterielle Infektionen (Osteomyelitis, Arthritis), sind aber auch in der Pubertät vorübergehend weich und instabil, sodass ein Hüftkopfgleiten (Epiphyseolysis capitis femoris) auftreten kann. Auch stellt die Perthes'sche Erkrankung (juvenile idiopathische Hüftkopfnekrose) eine ernste Erkrankung zumeist zwischen dem 3. und 8. Lebensjahr dar und muss kinderorthopädisch vom harmlosen Hüftschnupfen (Coxitis fugax) abgegrenzt werden.

Unter Fehlstellung ausgeheilte Folgezustände dieser kindlichen Hüfterkrankungen bedürfen häufig später im Erwachsenenalter einer operativen Korrektur oder sogar eines künstlichen Gelenkersatzes.

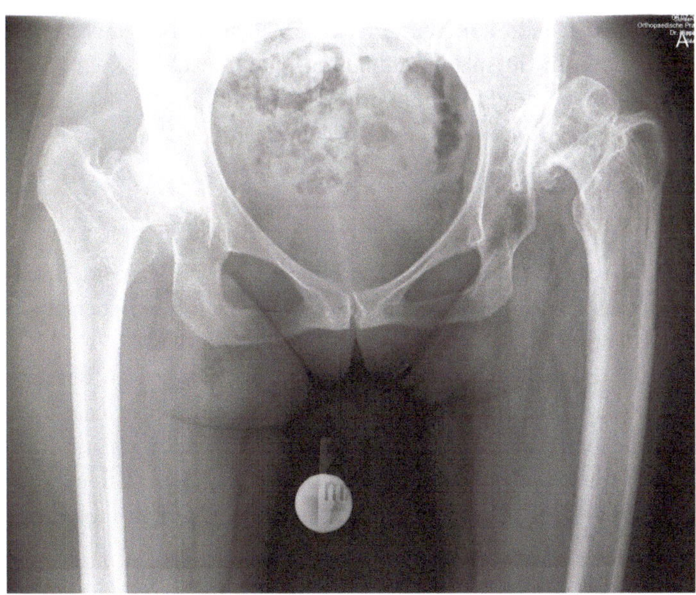

Abbildung 3: Beckenröntgenaufnahme einer schweren Hüftdysplasie, links stärker als rechts ausgeprägt.

2.2 Im Erwachsenenalter

Im frühen Erwachsenenalter führen am ehesten Sportverletzungen den Betroffenen zum Arzt. Hier ist selten eine aggressive Therapie erforderlich. Ausnahmen stellen knöcherne Verletzungen sowie Sehnen- und Muskelabrisse dar.

Daneben manifestieren sich zwischen dem 20. und 30. Lebensjahr Folgezustände kindlicher Hüftaffektionen und werden den Patienten oft um diese Lebensphase herum erstmalig bewusst. Gerade junge Frauen erleben bei der ersten Schwangerschaft Hüftprobleme, die oft statisch durch die ungünstige Beckenkippung bedingt sind und sich nach der Geburt krankengymnastisch beheben lassen.

Im Rahmen der Schwangerschaft können sich aber auch ernste Hüftfehlstellungen erstmalig bemerkbar machen und zum Orthopäden führen. Man erklärt sich dieses Phänomen durch die hormonelle Situation der betroffenen Frauen, die zu einer relativen Weichheit der bindegewebigen Strukturen des Beckens führt und damit den Halteapparat des Hüftgelenks schwächt, sodass Fehlstellungen nicht mehr ausreichend kompensiert werden können. Bei gravierenden Fehlstellungen (Dysplasie, Abbildung 3) und mechanischen Beeinträchtigungen der Hüftfunktion (z.B. Hüftimpingement) sind oft nur operative Korrekturen erfolgversprechend.

2.3 Im Seniorenalter

Hier überwiegt ganz eindeutig der Hüftgelenkverschleiß, die Arthrose. Ursächlich liegt einer Arthrose ein Missverhältnis zwischen Gelenkbelastung und Belastbarkeit des Knorpels zugrunde.

Die Betrachtung der letzten Jahrzehnte hat gezeigt, dass mit steigender Lebenserwartung in den westlichen Industrienationen natürlich auch die Anzahl der Hüftarthrosepatienten steigt. Hinzu kommt der zunehmende Mobilitätsanspruch der Betroffenen, die auch im hohen Alter aktiv – und das heißt in erster Linie mobil – am Leben teilhaben wollen.

So werden gegenwärtig jedes Jahr allein in Deutschland ca. 200.000 künstliche Hüftgelenke eingesetzt – mit steigender Tendenz.

Die Zahl der Schenkelhalsfrakturen steigt und damit auch die Zahl der Hüftoperationen. Die immer noch unzureichend diagnostizierte und behandelte Volkskrankheit Osteoporose spielt hier eine zunehmend tragische Rolle, da sie nachhaltig die Bruchgefahr des besonders gefährdeten Schenkelhalses steigen lässt.

2.4 Symptomatik einer Hüftarthrose

Die typischen Hüftschmerzen treten in der Leiste auf und strahlen zum Teil in den Oberschenkel vorderseitig bis zum Kniegelenk aus. Weiter nach unten bis zum Fuß ziehende Schmerzen weisen dagegen ebenso wie Schmerzen über dem Po eher auf die Wirbelsäule als Ort der Schmerzentstehung hin. Hüftpatienten klagen häufig über eine kontinuierlich abnehmende Gehstrecke: Der Anlaufschmerz beim Aufstehen und Gehen nach sitzender Körperhaltung geht mit immer kürzerem Intervall in den Belastungsschmerz über. Schließlich tauchen auch Ruhe- und Nachtschmerz auf, die dann die Situation für den Betroffenen unerträglich machen und eine Lösung suchen lassen

Stadien der Hüftarthrose

Grad 1	– intakter Knorpel, noch glatte Oberfläche – Verlust von Elastizität und Erholungsfähigkeit des Knorpels
Grad 2	– Verlust von Elastizität und Erholungsfähigkeit des Knorpels – Oberfläche aufgeraut, feine Rillen
Grad 3	– deutlicher Knorpelabrieb – Krater bis fast auf den Knochen
Grad 4	– vollständiger Verlust des Knorpels – freiliegender Knochen – Kongruenzverlust – knöcherne bewegungsbehinderne Anbauten

(Stadien der Schmerzentwicklung). Ein langsam fortschreitender Knorpelverschleiß und seine begleitenden entzündlichen Veränderungen bis hin zum Verlust der Kugelgelenkfunktion (Kongruenzver-

Stadien der Schmerzentwicklung

Stadium 1	– Schmerz nach stärkerer Belastung, kein Ruhe- und Nachtschmerz
Stadium 2	– Anlaufschmerz mit schmerzfreien Intervallen, dann Belastungsschmerz
Stadium 3	– Anlauf- und Belastungsschmerz, noch kein Ruhe- und Nachtschmerz
Stadium 4	– Dauerschmerz auch ohne Belastung, OP-Indikation

lust) sind Ursache für diesen Prozess (Stadien einer Hüftarthrose). Aber auch sehr schnelle Krankheitsverläufe sind bekannt, bei denen das Hüftgelenk durch aggressive geschwürbildende (ulzerierende) Prozesse rasch geschädigt wird und die eine sofortige Versorgung erfordern.

Mit fortschreitendem Krankheitsprofil wird die Notwendigkeit einer Hüftoperation immer wahrscheinlicher. Durch die teils erheblichen Rotationseinschränkungen kann der Betroffene sich schlecht und nur unter Schmerzen die Strümpfe anziehen oder die Schuhe binden. Es fällt immer schwerer, Treppen zu steigen, und das aufrechte Sitzen in einem Stuhl oder das Sitzen im Auto wird unangenehm.

3 Wie gelangt man zu einer angemessenen Bewertung?

3.1 Erste Anlaufstelle Hausarzt

Wenn die Hüfte Beschwerden bereitet, geht der Patient meist zuerst zum Hausarzt. Hält dieser es für notwendig, überweist er den Patienten dann zum niedergelassenen Facharzt für Orthopädie. Der Patient kann sich selbstverständlich auch direkt beim Orthopäden vorstellen. Dort wird zunächst ein klinischer Untersuchungsbefund erhoben und bei Auffälligkeiten eine Röntgenuntersuchung veranlasst, die in der Regel schon erlaubt, die endgültige Diagnose zu stellen. Natürlich muss bei dieser Gelegenheit auch die Abgrenzung zu anderen Erkrankungen erfolgen, die eine Hüftgelenkproblematik verursachen können – in allererster Linie sind dies überlagernde Lendenwirbelsäulenerkrankungen.

Auch der umgekehrte Fall wird leider häufiger in der Praxis beobachtet: Ein Leistenschmerz, der ein klassisches Zeichen einer Hüftarthrose ist, wird als Leistenbruch fehlgedeutet und – oft sogar mehrmals – operiert, bis schließlich ein Röntgenbild angefertigt wird und die richtige Diagnose gestellt werden kann.

Aber auch Fachleute wie Orthopäden und Chirurgen deuten hin und wieder den Oberschenkelschmerz bei Hüftarthrose, der sich bis zum Kniegelenk hinziehen kann, als reine Knieproblematik fehl. Leider kommt es hier vor, dass zuerst das Kniegelenk behandelt wird, manchmal sogar operiert wird, bis die Zusammenhänge geklärt werden können. Es kommt also auch darauf an, dass der untersuchende Arzt alle möglichen Zusammenhänge kennt und abwägt, bevor konkret gehandelt wird. Die zunehmende Spezialisierung der ärztlichen Kollegen führt teilweise zu einem Tunnelblick, der die Sicht auf andere Beschwerdeursachen verstellen kann. Die Generalisten, die noch den Überblick haben, werden weniger.

Wird ein behandlungsbedürftiges Hüftleiden dann sicher erkannt, folgen oft erweiterte Untersuchungen wie Ultraschall, aber auch Kernspintomographien, Computertomographien und gegebenenfalls Knochendichtemessungen.

3.2 Anlaufstelle Klinik

Wenn ein stationär zu behandelndes Krankheitsbild vorliegt, erfolgt die Klinikeinweisung an eine orthopädische Beleg- oder Hauptabteilung. Dort kann an entsprechend spezialisierten Abteilungen ein geplanter Eingriff vorgenommen werden. Die ideale Verzahnung zwischen dem ambulanten und stationären Sektor zeigt sich bei Belegärzten: Hier fungiert der niedergelassene Facharzt auch als Operateur in der Klinik und kann dann auch die postoperative Rehabilitation überwachen.

3.3 Information über das Internet

In den letzten Jahren hat sich das Internet zu einem breit verfügbaren Medium gemausert. Die Informationsvielfalt ist enorm, aber zugleich auch erdrückend. Problematisch ist für die hilfesuchenden Patienten, dass eine qualitative Wertung der einzelnen Internetbeiträge sehr schwierig und oftmals gar nicht möglich ist.

In letzter Zeit gibt es immer mehr Arztbewertungsportale. Doch eines ist leider allen gemeinsam: Die Bewertungsmaßstäbe sind keineswegs repräsentativ und stellen in aller Regel nur akzentuierte Einzelmeinungen dar.

WebTipp

Die Technikerkrankenkasse bietet einen Klinikführer, mit dem Merkmale der Kliniken, wie Häufigkeit bestimmter Operationen, Patientenzufriedenheit usw. abrufbar sind. Die Angaben beruhen auf einer Patientenbefragung der TK und auf den Qualitätsberichten der Kliniken. Dabei erreicht die Abteilung für Orthopädie und Endoprothetik der WolfartKlinik Spitzenwerte.
www.tk.de/tk/klinikfuehrer

Nach professioneller Ansicht sind am ehesten die im Internet veröffentlichten Qualitätsberichte aussagekräftig (s. WebTipp oben).

Aber auch ein Besuch der Homepage eines Arztes oder einer Klinik kann interessante Zusatzinformationen liefern. Eine gute Homepage erkennt man meist an ihrer inhaltlichen Qualität. Sie sollte übersichtlich sein und keine marktschreierischen, unbelegbaren Angaben enthalten. Pflichtangaben nach § 5 des Telemediengesetzes (TMG) sind

>> die Identität des Teledienstanbieters,
>> die Nennung der zuständigen Aufsichtsbehörde (im Falle des Arztes die kassenärztliche Vereinigung),
>> die Nennung der zuständigen Ärztekammer,
>> die Angabe der gesetzlichen Berufsbezeichnung und
>> die Angabe der zuständigen Berufsordnung.

WebTipp

Ärzte unterliegen der Berufsordnung für Ärzte und dem Heilberufe-Kammergesetz (HkaG). Die berufsrechtlichen Regelungen können z.B. bei der Bayerischen Landesärztekammer eingesehen werden.
www.blaek.de unter der Rubrik Beruf/ Recht ····≯ Rechtsvorschriften ····≯ Kammerrecht

Regelrecht gefährlich ist eine sog. Desinformation, die mehr verwirrt und ängstigt als hilft. Hier bedarf es eines Lotsen im Gesundheitsdschungel, der am besten der (Fach-)Arzt des Vertrauens ist.

3.4 Information über Printmedien

Hier gilt prinzipiell das Gleiche wie zum Thema Internet. Werbeinformation wird allzu oft als Fachinformation kaschiert angeboten. Der Arzt des Vertrauens muss hier die bereits erwähnte Lotsenfunktion übernehmen. Daneben gibt es natürlich auch sehr hilfreiche und nützliche Informationsquellen, die sorgfältig geprüft werden müssen. Auch redaktionelle Pressemitteilungen können eine gute Fachinformation beinhalten, können aber auch interessengesteuert sein. Ihr Arzt wird Ihnen helfen, das eine vom anderen zu unterscheiden.

3.5 Empfehlung durch Freunde und Bekannte

Die Möglichkeit, Informationen über Freunde und Bekannte zu erhalten, wird oft unterschätzt. Aber sie begründet mit am häufigsten den Weg zum Arzt. Es ist nicht verwunderlich, wenn ein Bekannter, Freund oder Nachbar gute Erfahrungen mit einem Behandlungskonzept oder einer operativen Maßnahme gemacht hat und dies weitererzählt. Erhält man als Patient solch einen Hinweis, ist man in aller Regel sicher, dass diese Empfehlung objektiv ist. Nur ein zufriedener Patient empfiehlt seinen Arzt weiter. Interessant ist in diesem Zusammenhang, dass ein zufriedener Patient im Durchschnitt diese positive Erfahrung an drei weitere Personen weitergibt; ein unzufriedener hingegen berichtet dies durchschnittlich acht Personen. Im Empfehlungsverhalten verbirgt sich also ein Multiplikator, der ein positives Feedback noch wertvoller macht.

4 Welche Behandlungsmöglichkeiten gibt es?

Grundsätzlich gilt es, die genaue Diagnose des Hüftleidens zu stellen. In vielen Fällen reichen hier die oben beschriebene körperliche Untersuchung und ein Röntgenbild aus. In seltenen Fällen bedarf es weiterführender Untersuchungen. Sobald die Diagnose feststeht, kann ein individueller Behandlungsplan erstellt werden. Dieser orientiert sich am sog. Schnittmengen-Modell.

Hierbei sind verschiedenste Konstellationen denkbar: Hoher Leidensdruck mit nur mittelgradigen Funktionsdefiziten und mittelgradiger Arthrose im Röntgen oder umgekehrt: massive klinische und radiologische Befunde mit eher geringem Beschwerdebild. Die häufigste Situation besteht aber sicherlich darin, dass alle drei Parameter in etwa korrelieren und so die Entscheidung einfach machen.

Generell gilt nicht mehr, dass so spät wie möglich operiert wird: Bei der Festlegung des richtigen Operationszeitpunktes bedarf es des vertrauensvollen Gespräches mit dem Orthopäden und Operateur. Letztendlich muss der Leidensdruck ermittelt werden, der die Entscheidung zur Operation erleichtert (Abbildung 4). Es mag in diesem Zu-

Abbildung 4: Schnittmengen-modell, nach dem die Entscheidung zur OP ermittelt wird.

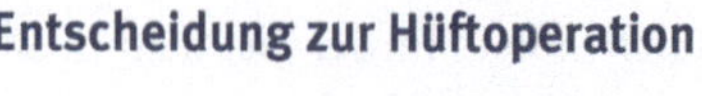
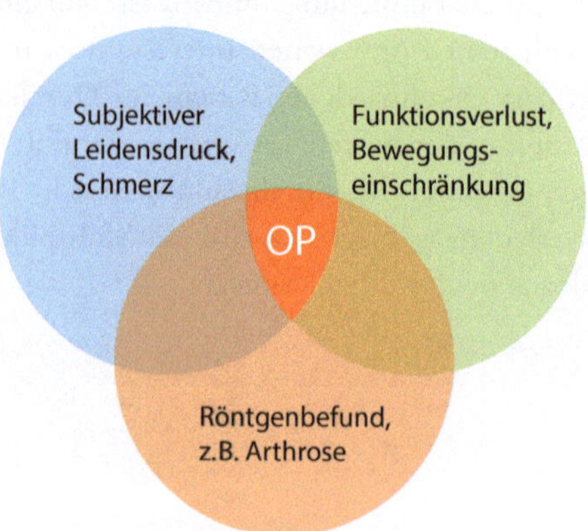

sammenhang hilfreich sein zu wissen, dass die meisten frisch Hüftoperierten kurz nach der Operation erleichtert feststellen, dass alles nicht so schlimm war und man sich – hätte man den Behandlungsablauf gekannt – sicher schon früher zu dem Eingriff entschlossen hätte.

Wann ist zu behandeln?

>> Nur in besonderen Ausnahmefällen ist sofortiger Handlungsbedarf, eventuell auch operativ, gegeben. Dies ist vor allem bei hüftgelenknahen Schenkelhalsfrakturen, Beckenfrakturen mit Hüftgelenkbeteiligung, Hüftkopfgleiten bei Jugendlichen sowie bei allen infektiösen Prozessen im und am Hüftgelenk der Fall.

>> Mit aufgeschobener Dringlichkeit müssen rasch fortschreitende entzündlich-destruierende Arthrosen und Tumorleiden behandelt werden.

>> Meistens sind die Behandlungen gut planbar und lassen dem Patienten die Möglichkeit, den Behandler und gegebenenfalls auch eine geeignete Klinik sorgfältig auszusuchen. Dies betrifft alle übrigen Stadien der Hüftarthrose sowie die angeborenen und erworbenen Fehlstellungen des Hüftgelenks.

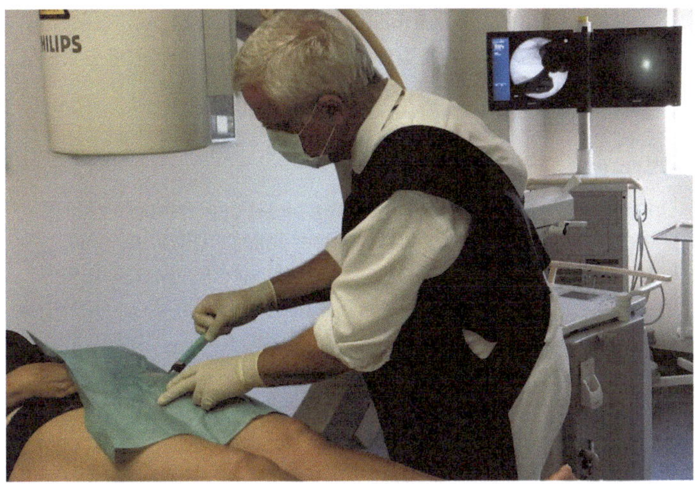

Abbildung 5:
Darstellung einer Hyaluronsäureinjektion in ein Hüftgelenk unter Röntgenkontrolle.

» Beginnender Hüftverschleiß kann oft noch erfolgreich medikamentös und krankengymnastisch behandelt werden. Dabei kommen auch Knorpeltherapien mit Hyaluronsäureinjektionen (Abbildung 5) in das erkrankte Gelenk zur Anwendung.

Von grundlegender Bedeutung für die Hüftarthrose ist das Körpergewicht. In jedem Fall sollte der Patient, wenn er übergewichtig ist, sein Gewicht reduzieren, wenn der Arzt die Diagnose Hüftgelenkverschleiß stellt. Dementsprechend ungünstig wirken sich Überlas-tungen durch schweres Heben und Tragen aus. So verdreifacht sich beispielsweise das Körpergewicht durch den Lastarm vom Körperschwerpunkt zum Hüftgelenk auf das betroffene Hüftgelenk. Ein einfaches Hilfsmittel – den Handstock – zu nutzen, entlastet deshalb das kranke Hüftgelenk auf natürliche Weise. Bei richtiger Stocklänge sollte der Ellbogen etwa 15° gebeugt sein. Wichtig ist, dass eine derartige entlastende Gehstütze auf der nicht erkrankten Gegenseite eingesetzt wird. Schließlich können weichbettende und stoßauffangende Pufferabsätze an den Konfektionsschuhen angebracht werden. Gerade bei zunehmendem Alter wird das Gangbild unelastischer und plumper, was zu einer verkürzten Schrittlänge mit herabgesetzter Stoßdämpfung beim Gehen führt.

Krankengymnastik und physikalische Therapie bilden selbstverständlich wesentliche Bausteine der nichtoperativen Therapie. Besonders die Behandlung im warmen Wasser (z.B. Wassergymnastik) hilft den Heilungsprozess zu fördern, da durch den Auftrieb des Wassers

Übrigens

Eine deutliche Erleichterung im Alltag bietet dem Patienten mit Hüftarthrose auch die Installation einer Toilettensitzerhöhung. Eine solche Verordnung wie auch die im Folgenden geschilderten Maßnahmen werden auch in der postoperativen Phase nach dem Einbau der Endoprothese vorgenommen, um das Kunstgelenk zu entlasten und einer Verrenkung (Luxation) vorzubeugen. Eine Toilettensitzerhöhung kann über jedes spezialisierte Orthopädiefachgeschäft bezogen werden.

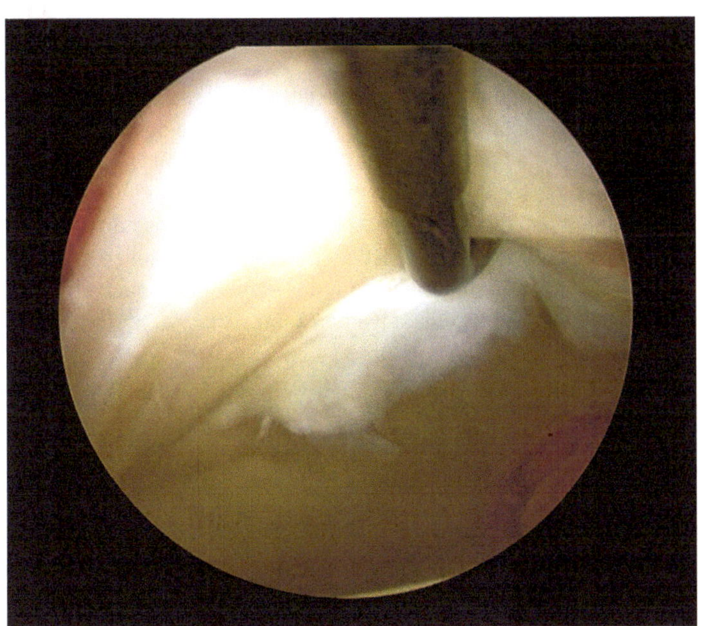

Abbildung 6:
Hüftspiegelung.
Der Pfannenrand
wird mit einem Test-
haken geprüft.

das Hüftgelenk entlastet wird. Die Krankengymnastik soll die hüftumgreifende Muskulatur stärken und eine Gelenkfehlstellung (Kontraktur) verhindern oder beseitigen. Gerade die im Rahmen der Hüftarthrose rasch entstehende Beugefehlstellung (das betroffene Hüftgelenk kann nicht mehr vollständig gestreckt werden) muss behandelt werden, da sie beim Gehen einen deutlich höheren Kraftaufwand erfordert. Deshalb empfiehlt der Orthopäde, dass die Hüftpatienten mit drohender Beugekontraktur im Wechsel auf dem Bauch liegen sollen. Auch können schonende Sportarten wie Schwimmen, Radfahren und Joggen (auf weichem Boden, nicht Asphalt) betrieben werden.

Operationen, bei denen das Gelenk erhalten bleibt, sog. arthroplastische Maßnahmen, können sinnvoll sein. Hierunter fallen minimalinvasive Verfahren, die zum Ziel haben, kleinere mechanische Störfaktoren zu beseitigen. Dies kann auch arthroskopisch (Abbildung 6) durchgeführt werden. Bei der Spiegelung eines Hüftgelenks mit einer Kamera erfolgt die Reparatur störender Knorpel-Knochen-

Anteile. Ein solcher Eingriff muss in Narkose durchgeführt werden. Durch die schonende Operationsmethode der „Schlüssel-Schloss-Technik" werden die Patienten wieder rasch mobil. Leider kann diese operative Technik aber nur für einen sehr begrenzten Teil der Hüftleiden angewendet werden.

Patienten, bei denen die Mechanik eines Hüftgelenks nachhaltig gestört ist, klagen über zunehmende Bewegungseinschränkungen und Schmerzen und schildern eine kontinuierlich abnehmende beschwerdefreie Gehstrecke und ein rasches Ermüden des Gelenks. Auch

Abbildung 7:
Schwere Arthrose des linken Hüftgelenks im Röntgenbild.

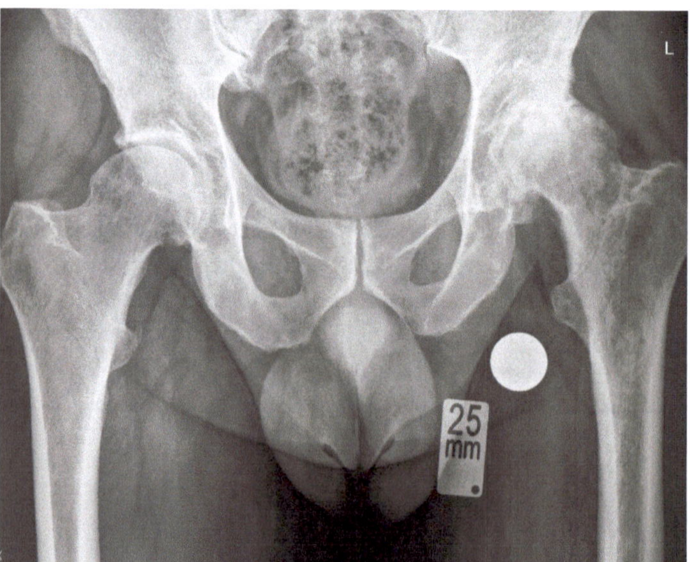

Schwierigkeiten beim Treppensteigen, Autofahren sowie Schuhe-und Strümpfe-Anziehen entstehen durch die Gelenkeinsteifung, die vor allem die Rotationsbewegungen betrifft. Das entsprechende Röntgenbild zeigt dann einen fortgeschrittenen Gelenkverschleiß mit Aufhebung des Hüftgelenkspaltes, Entrundung des Hüftkopfes und Entwicklung bewegungsbehindernder knöcherner Anbauten am Gelenk. Mechanisch betrachtet verliert ein so geschädigtes Gelenk seine Roll-Gleit-Funktion (Inkongruenz, Abbildung 7).

Zu diesem Zeitpunkt ist es sinnvoll, ein künstliches Gelenk einzusetzen. Die immer noch weit verbreitete Meinung, erst so spät wie möglich einen Gelenkersatz vorzunehmen, sollte nicht mehr die Entscheidung beeinflussen. Sowohl die Operationstechniken als auch die Implantate sind heute sehr stark verbessert worden und ermöglichen auch beim jüngeren Patienten einen Gelenkersatz mit der Aussicht auf eine langlebige Standzeit der Prothese. Der modulare Aufbau der modernen Hüftimplantate ermöglich zu einem späteren Zeitpunkt den schonenden Wechsel der verschlissenen Gleitpaarung, ohne die gesamte Prothese erneuern zu müssen.

5 Welche Implantatmodelle sind auf dem Markt?

Es gibt mittlerweile eine schier unüberschaubare Anzahl von verschiedenen Hüftimplantaten, die den Laien, der erstmals mit diesem Thema konfrontiert ist, stark verwirren können (Abbildung 8).

Grundsätzlich wird zwischen zementiert und zementfrei implantierten Prothesen unterschieden. Daneben werden auch Hybridverfahren angewandt, das sind Mischverfahren, bei denen beispielsweise die Pfanne zementfrei und der Schaft zementiert verankert werden. Die Entscheidung, ob zementiert werden muss oder nicht, kann oft nur während der Operation getroffen werden und ist maßgeblich von der Knochenqualität des Patienten abhängig. Die Knochendichtemessung, die an meiner Abteilung routinemäßig vor jeder Operation durchgeführt wird, gibt Aufschluss über die zu erwartende Tragfähigkeit des Knochens. Voraussetzung für eine aussagefähige Messung ist eine zuverlässige und reproduzierbare Messmethode wie beispielsweise die DXA-Lunar-Messung. Die Messung kann schnell und zuverlässig durchgeführt werden und erlaubt nebenbei die Erfassung von Knochenstoffwechselkrankheiten. Damit ist im Erkrankungsfall eventuell frühzeitig die Behandlung der Osteoporose möglich.

Die Entscheidung, welches Implantat für Sie geeignet ist, sollten Sie gemeinsam mit ihrem Operateur besprechen. Verschiedene Aspekte gilt es hier zu berücksichtigen:

» Welche Knochenqualität ist vorhanden? Eine Knochendichtemessung vor der Operation verschafft Klarheit darüber, ob eine zementfreie Prothese, bei ausreichend guter Knochenqualität, oder ein zementiertes Implantat, beispielsweise bei vorliegender Osteoporose, angewendet werden sollte.

» Wie sieht die knöcherne Situation aus? Welche Verankerungsoptionen bieten sich?

» Gibt es anlagebedingte Besonderheiten, die das eine oder andere Prothesendesign günstiger erscheinen lassen?

Wichtig ist, dass sich die Entscheidung im Arzt-Patienten-Gespräch ausschließlich an den Bedürfnissen der Patienten orientiert. Hersteller der Implantate entwickeln regelmäßig neue Versorgungskonzepte, wobei natürlich bei neuen Produkten noch keine Langzeitergebnisse vorliegen können. Bei der heutzutage zu fordernden Standzeit (Haltbarkeit) der Hüftprothesen von 20 Jahren und darüber hinaus wäre rein rechnerisch erst nach diesem Zeitraum eine statistisch verlässliche Aussage über die Qualität des zu prüfenden Produktes möglich. Dies abzuwarten hingegen würde wiederum bedeuten, den Menschen für eben diesen Zeitraum ein möglicherweise erfolgreiches Produkt vorzuenthalten. Es gilt also hier besonders, die notwendigen Entscheidungen mit Augenmaß zu treffen.

In den letzten Jahren gab es immer weitere Innovationen, die neue Produkte hervorgebracht haben, welche die in sie gesetzten Erwartungen teils sehr gut, teils aber auch nicht immer erfüllen konnten. So wurden Materialien und Designs sowie Verankerungsmethoden eingesetzt, die sich sehr gut bewährt haben, aber auch teil-

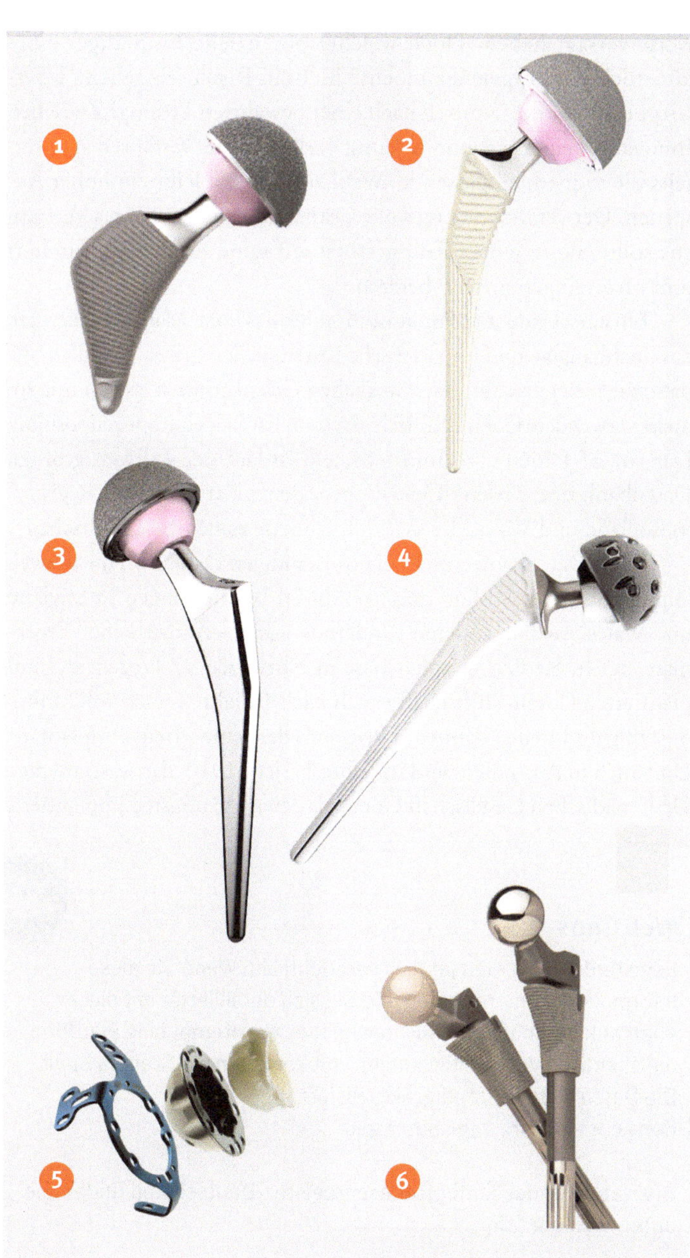

Abbildung 8:
Darstellung verschiedener Hüftprothesenmodelle.

1 Proxima™-Kurzschaft mit Pinnacle®-Pfanne
2 Standardprothese, Corail® (zementfrei) mit Pinnacle (zementfrei, modular)
3 Standardprothese, Corail® (zementiert) mit Pinnacle®-Pfanne (zementfrei, modular)
4 Kar™-Revisionsschaft mit Pinnacle®-Revisionspfanne
5 Octopus-™-Revisionspfanne
6 S-Rom®-Revisionsschaft

Quelle: DePuy

weise versagt haben. Doch welcher potenzielle Empfänger eines künstlichen Hüftgelenks möchte hier ein Risiko eingehen? Überwiegt da nicht der Wunsch nach einer bewährten Lösung? Zwischen Innovation einerseits und bekannt verlässlichem Verfahren andererseits die individuell passende Wahl zu treffen, bleibt ein hoher Anspruch. Der verantwortungsvolle Orthopäde und Arzt Ihres Vertrauens sollte Sie in jedem Fall, gestützt auf seine Erfahrung, fundiert und unvoreingenommen beraten.

Ein entscheidender Punkt ist für mich das hohe Maß an Sicherheit, das unabhängige und unparteiische Datenquellen bieten, vor allem die nationalen Register für den künstlichen Gelenkersatz. Das von mir zumeist verwendete Corail-Hüftschaftsystem hat hier eine Spitzenposition: Das vor 25 Jahren eingeführte System ist laut der weltweit größten Datenbank über Gelenk-Operationen, dem „National Joint Registry" in England und Wales, der meistimplantierte zementfreie Hüftschaft.

Diese Datenbank enthält die vollständigen Daten von mittlerweile mehr als einer Million durchgeführten Behandlungen in England und Wales. Auch in anderen Ländern wurden beeindruckende Ergebnisse erzielt. So sind beispielsweise in Norwegen 97 Prozent der implantierten Corail-Hüftschäfte auch nach 15 Jahren noch voll funktionsfähig und stehen damit auf Platz eins der zementfreien Implantate. Und auch in Australien wird im Jahresbericht 2010 der Australischen Orthopädischen Gesellschaft Corail als der am häufigsten implantierte

WebTipps

Registerdaten werden jährlich veröffentlicht. Wenn Sie diese Informationen interessieren und Sie sich detaillierter mit dieser Thematik beschäftigen möchten, gibt es im Internet eine Plattform, die sämtliche Veröffentlichungen von Registern weltweit darstellt. Die Daten werden ständig aktualisiert: www.ear.efort.org/registers.aspx

Die Daten für das Endoprothesenregister Deutschland finden Sie unter www.eprd.de

Quelle: DePuy

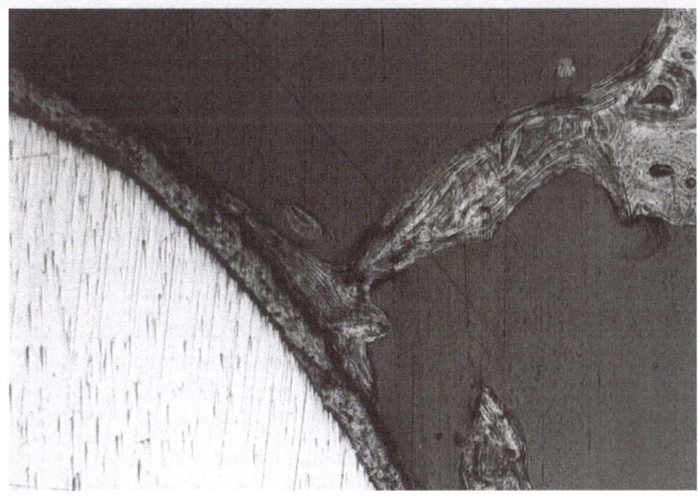

Abbildung 9: Knochenimplantat-Interface unter dem Elektronenmikroskop. Der elefantenfußartige Knochen wächst auf die Prothesenoberfläche (helle Fläche) zu.

Quelle: DePuy

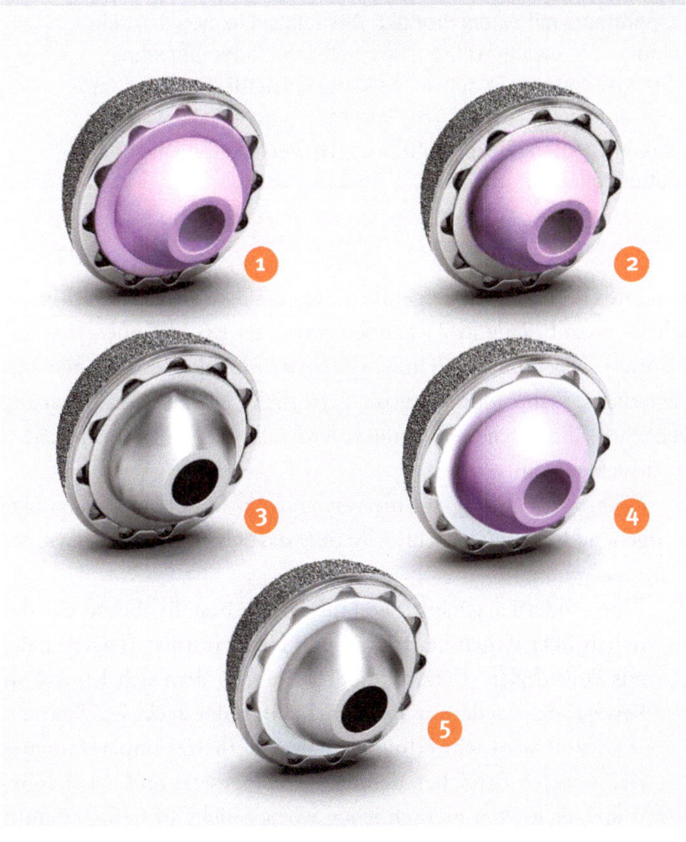

Abbildung 10: Verschiedene Gleitpaarungen,

1 Pinnacle® Keramik-Inlay mit Keramik-Kopf
2 Pinnacle® Metall-Inlay mit Keramik-Kopf
3 Pinnacle® Metall-Inlay mit Metall-Kopf
4 Pinnacle® Polyethylen-Inlay mit Keramik-Kopf
5 Pinnacle® Polyethylen-Inlay mit Metall-Kopf

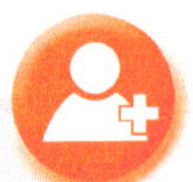

Übrigens

Bereits Ende des 19. Jahrhunderts wurden einige wenige Hüftprothesen implantiert, aber erst seit den 1960er Jahren werden sie industriell hergestellt und müssen sich seitdem klinisch bewähren. Einige Materialien konnten die Erwartungen nicht erfüllen und wurden vom Markt genommen; andere sind noch nicht ausreichend überprüft und können deshalb nicht mit verlässlichen Langzeitergebnissen aufwarten. Da von einer modernen Hüftprothese eine Haltbarkeit (Standzeit) von 20 Jahren und mehr erwartet wird, hängt die Messlatte für ein neues Prothesendesign hoch. Entscheidend bei der Wahl der Endoprothese bleibt aber immer die langjährige Erfahrung des Operateurs mit einem Produkt. Deshalb sollte möglichst ein Implantat gewählt werden, das viele Jahre oder Jahrzehnte Standzeiterfahrung aufweisen kann. Ein deutsches „Endoprothesenregister" wurde 2011 ins Leben gerufen. Hier werden zukünftig Qualitätskennziffern zu den verschiedenen Implantatmodellen abrufbar sein.

zementfreie Hüftschaft aufgeführt. Insgesamt wurde das Corail-Hüftschaftsystem bislang in 75 Ländern mehr als 1,6 Millionen Mal implantiert. Das Pinnacle-Pfannensystem wurde sogar 2 Millionen Mal verwendet. Dabei wurde auf die gefährliche Metall/Metall-Paarung verzichtet, die durch Freisetzung von Metallionen im Körper Schäden verursachen kann.

Während in Bezug auf die verwendeten Materialen heutzutage weitgehend Einigkeit besteht, wird über das Schaftdesign nach wie vor heftig diskutiert.

>> Eine moderne, zementfreie Hüftpfanne besteht ebenso wie der Schaft überwiegend aus Titan und birgt ein Inlay (Lagerschale) aus Polyethylen, Keramik oder Metall, in dem sich Kunststoff bewegt, der wiederum auf dem Schaft aufgesteckt ist. Titan als Werkstoff wird sehr erfolgreich als dauerhaftes Implantatmaterial in vielen Bereichen der Medizin eingesetzt und hat sich bewährt, da es vom menschlichen Körper nicht als fremd erkannt

wird: es gilt als chemisch inert. Elektronenmikroskopische Bilder zeigen ein ideales Einwachsverhalten dieses Materials an den Knochen (Abbildung 9).

» Der künstliche Hüftkopf besteht zumeist aus Keramik, seltener aus Metall. Die resultierende Gleitpaarung aus Inlay und Kunstkopf stellt den eigentlichen Gelenkkontakt dar. Entscheidend für die langfristige Haltbarkeit der Prothetik ist, wie groß der Abrieb des Materials ist und wie viele Partikel über welchen Zeitraum dabei freigesetzt werden (Abbildung 10). Beim Schaftdesign gibt es unterschiedliche Varianten: Der Kurzschaft wird nur in geringerer Tiefe im Oberschenkelknochen eingesetzt, während eine Oberflächenersatzprothese lediglich den verschlissenen Hüftkopf oberflächlich verkleidet. Welches Implantat besser geeignet ist, hängt hauptsächlich von der Anatomie des Hüftgelenks ab, der Knochenqualität und natürlich von den biomechanischen Produkteigenschaften der Prothetik. Letztlich muss der Operateur das Implantat und dessen spezifische Verankerungsprinzipien beherrschen und verantworten.

6   Wie wählt man einen geeigneten Operateur aus?

Es gilt das uralte Prinzip des Handwerks: Nur was man häufig und regelmäßig macht, macht man auch gut! Ganz einfach betrachtet brauchen Sie einen akademischen Handwerker zur Operation Ihrer Hüftarthrose. Es sollte ein ärztlicher Kollege sein, der sich langjährig mit dem Hüftgelenk beschäftigt hat, aber daneben den gesamten Bewe-

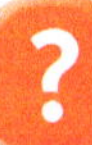

Gute Frage

Grundsätzlich gibt es nur eine sehr sinnvolle Frage, die Sie dem Operateur Ihrer Wahl stellen sollten: „Wie oft haben Sie diese Operation schon durchgeführt?"

gungsapparat überblickt und auch Krankheitsbilder auf benachbarten Fachgebieten abgrenzen kann. Dies kann, muss aber beileibe nicht immer der Chefarzt oder der ärztliche Direktor einer Klinik sein. Oftmals sind diese so sehr mit administrativen Aufgaben beschäftigt, dass der Oberarzt beispielsweise mehr Routine durch seine tägliche Präsenz im Operationssaal hat.

Ein in der Hüftchirurgie erfahrener Arzt sollte mindestens 200 Operationen pro Jahr an Hüftgelenken regelmäßig durchführen und auch ausgewiesene Erfahrungen auf dem Gebiet der Revisions- und Wechseleingriffe vorweisen, um mögliche Komplikationen sicher zu beherrschen. Damit führt der Operateur im Durchschnitt an jedem Arbeitstag eine solche Operation durch und sollte über eine entsprechende Routine verfügen. Sie dürfen sich heutzutage trauen, im Gespräch mit Ihrem potenziellen Operateur genau diese Zahlen abzufragen!

Aber nicht nur der Arzt als Operierender ist hier entscheidend; das gesamte Team, das gut aufeinander abgestimmt ist und alle Behandlungsschritte verinnerlicht hat und damit über eine große Routine verfügt, garantiert ein gutes Ergebnis. Schließlich muss auch die Infrastruktur des Krankenhauses alles Notwendige bieten wie optimal ausgestattete Operationsräume, postoperative Überwachungseinheiten und die Organisation interdisziplinärer Zusammenarbeit zwischen Operateur, Narkosearzt und z.B. Internist sowie die Vorhaltung eines ärztlichen 24-Stunden-Dienstes.

Um eine geeignete Klinik und einen geeigneten Operateur zu finden, kann man sich wie bereits erwähnt Tipps von Freunden und Bekannten geben lassen. Sinnvoll ist in jedem Fall aber, zunächst einen niedergelassenen Orthopäden oder Orthopäden und Unfallchirurgen aufzusuchen. Dieser überblickt am besten die verschiedenen Behandlungsstellen in der Umgebung oder kann Spezialisten benennen.

7 Wie läuft eine Hüftgelenkoperation ab?

Wichtig ist die enge Verzahnung zwischen dem ambulanten und dem stationären Bereich. Im Vorfeld erhobene Befunde muss der Patient zur Operation mitbringen. Sehr gut wird diese Forderung im Belegarztsystem verwirklicht. Hier ist der ambulant betreuende Orthopäde in Personalunion mit dem Operateur tätig. Nicht umsonst ist in Bayern und ganz speziell in München das belegärztliche System besonders ausgeprägt und stellt im Bereich der Endoprothetik sogar weit vor den universitären Abteilungen die Bevölkerungsversorgung sicher.

7.1 Ambulante Betreuung

Der Zugang zu dem von Ihnen gewählten Hüftspezialisten ist grundsätzlich frei, wenn auch manche gesetzlichen und privaten Krankenkassen hier versuchen, die freie Arztwahl durch Primärarztmodelle oder ähnliche Konstruktionen zu beeinflussen.

In diesem Zusammenhang ist es interessant zu wissen, dass manche Klinikkonzerne Privatkassen gehören. Dass dann die Privatversicherer forciert ihre Kunden an diese Klinikgruppen zur Behandlung empfehlen, ist vor diesem Hintergrund nicht verwunderlich. Treffen Sie die für Sie richtige Wahl.

Selbst wenn Sie jedoch zunächst Ihren Hausarzt aufsuchen (müssen), können Sie sich zum Facharzt überweisen lassen. Sollte dies aus

Wichtig

Es ist sinnvoll, dass der Hausarzt die Routinevoruntersuchung durchführt, da er in der Regel seinen Patienten schon lange betreut und seine Krankenhistorie kennt. Sollten sich spezielle Fragestellungen ergeben, muss diese Basisuntersuchung noch durch einen Facharzt ergänzt werden. Beispielsweise sollte bei Herzrhythmusstörungen ggf. noch ein Kardiologe hinzugezogen werden.

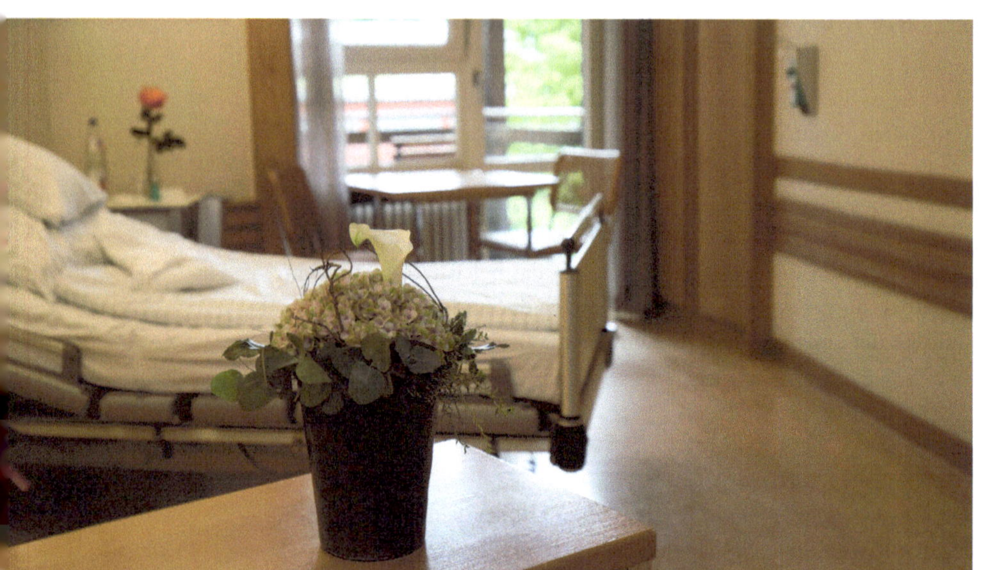

Abbildung 11: Patientenzimmer WolfartKlinik.

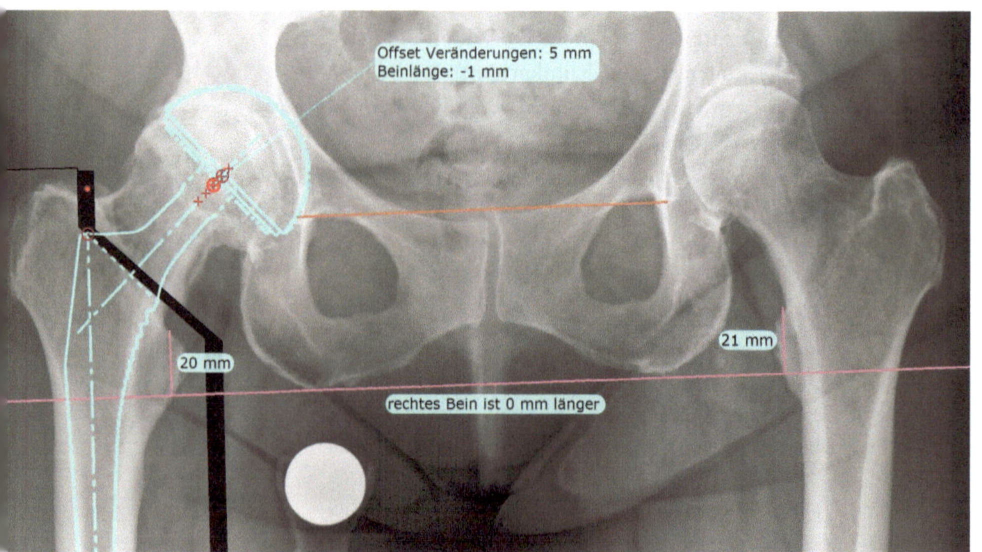

Abbildung 12: Digitale Hüftplanung.

irgendwelchen Gründen nicht möglich sein, können Sie natürlich auch direkt Ihren operierenden Orthopäden in der Praxis aufsuchen.

Beim Orthopäden wird dann die Diagnose gestellt und alle notwendigen Voruntersuchungen werden geplant. Die Einnahme der gewohnten Medikamente wird auf die Operation abgestimmt (z.B. Absetzen von Gerinnungshemmern wie Marcumar® und Ersetzen durch Heparin, Anpassung von Diabetesmedikamenten wie Metformin).

Eigenblutspenden sind in der Regel bei Anwendung moderner Operationsmethoden wie blutsparenden minimalinvasiven Zugängen nicht mehr erforderlich. Sie sind nur noch in bestimmten Fällen wie z.B. bei aufwändigen Wechseloperationen notwendig.

Da es sich bei einer Hüftprothesenimplantation ganz überwiegend um einen elektiven Eingriff handelt, also eine Operation, die nicht notfallmäßig überhastet, sondern gut geplant ablaufen sollte, muss eine umfassende und gründliche Voruntersuchung durchgeführt werden. Der betroffene Patient sollte in optimaler Ausgangslage in die Operation gehen. Die so notwendigen Untersuchungen werden in der Regel bei der OP-Besprechung mit dem Facharzt oder Operateur organisiert.

7.2 Stationäre Behandlung

Von besonderen Ausnahmen abgesehen werden Sie in der Regel am Vortag der OP an der von Ihnen gewählten Klinik aufgenommen. Sie beziehen Ihr Zimmer (Abbildung 11) und werden vom Orthopäden und Assistenten besucht. Im Allgemeinen klärt zu diesem Zeitpunkt auch der Anästhesist den Patienten über eventuelle Risiken in Zusammenhang mit der OP auf.

Die Medikamente werden abgeglichen, besondere Diäten oder Unverträglichkeiten und Allergien werden besprochen. Jetzt werden auch die Befunde des Hausarztes und der Fachärzte gesichtet und gegebenenfalls ergänzt. Gegen Abend erhalten Sie bereits die erste Heparininjektion, damit möglichst keine Thrombose eintritt.

Schließlich wird der voraussichtliche OP-Zeitpunkt bestimmt. Nach der Einnahme des Abendbrotes müssen Sie ab ca. 22:00 Uhr

Navigation

Die Navigation hat bereits vor vielen Jahren Einzug in die Medizin gehalten. Die Idee war, dem Operateur ein verlässliches Instrument an die Hand zu geben, um sich dreidimensional im Körper des Patienten besser orientieren zu können. Gerade die in der Hüftchirurgie heute unverzichtbaren minimalinvasiven Operationstechniken kosten eventuell Übersicht und sollten keineswegs zu Fehlplatzierungen der Implantate führen, da dies einen Hauptgrund für bleibende Beschwerden, Luxationen und frühzeitigen Implantatverschleiß darstellt.

Heutige Navigationssysteme arbeiten computergestützt. Durch eine spezielle 3-D-Infrarotkamera werden die wichtigen Arbeitsschritte überwacht und die möglichst genaue Rekonstruktion der gewünschten Beinlänge und des Offsets (d.h. die Positionierung des schafttragenden Oberschenkels zum Becken) ermöglicht. Zum Beispiel gelten im Hüftpfannenbereich eine seitliche Neigung der Pfanne zur Körperlängsachse von 45° und eine Öffnung der Hüftpfanne nach vorne um 15° als ideal. Dabei gibt es jedoch einen „Implantationskorridor“, der sich noch nicht nachteilig auszuwir-

Abbildung 13: Computergestützte Navigationstechnik im OP.

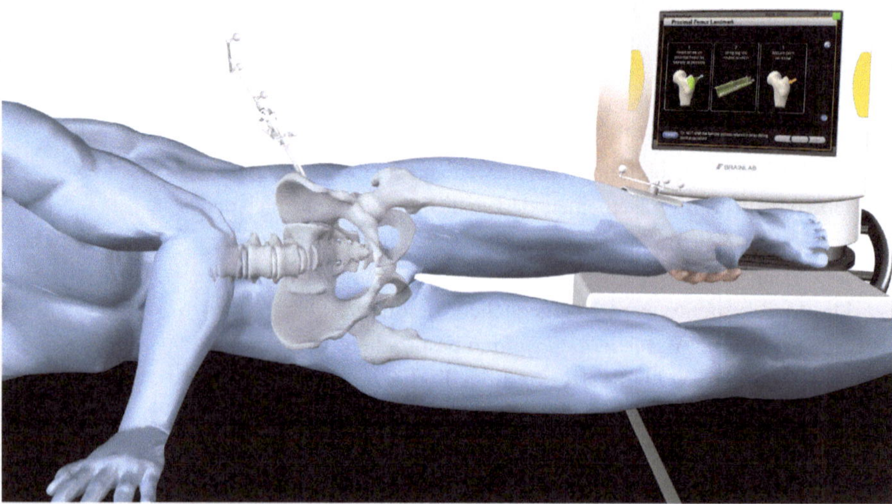

ken scheint (z.B. eine seitliche Neigung zwischen 35° und 55° ist anzustreben). Eine Abweichung von diesen Werten kann individuell zu Komplikationen führen (Abbildung 14).

Diese sinnvolle Innovation ist nicht im Leistungskatalog der gesetzlichen Krankenkassen enthalten und wird deshalb nicht bezahlt. Auch die Privatversicherer erstatten nicht in jedem Fall die entsprechend angesetzten Leistungsziffern, wobei eine diesbezügliche Reform der GOÄ (Gebührenordnung für Ärzte) ansteht und in Kürze realisiert werden soll. Es bleibt in diesem Zusammenhang zu hoffen, dass die seit vielen Jahren nicht mehr novellierte existierende GOÄ in ihrer Neufassung die stark gestiegene Differenzierung der Hüftoperationstechniken in angemessener Weise berücksichtigt. Der Fachliteratur ist zu entnehmen, dass navigierte Implantationen eine Steigerung der optimalen Implantatpositionierung um 20% und mehr ermöglichen können.

Abbildung 14a, b: Korrekt a) und fehlplatzierte Hüftpfanne b).

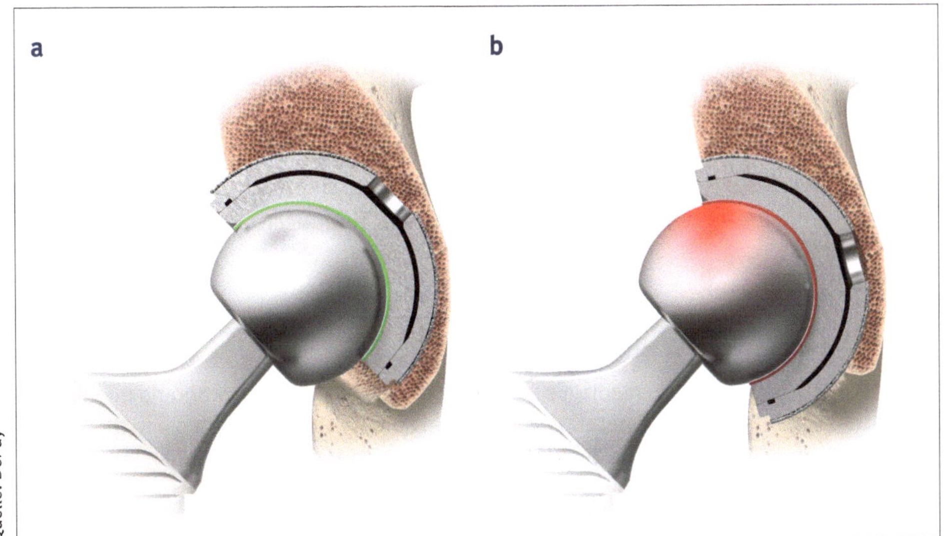

Quelle: DePuy

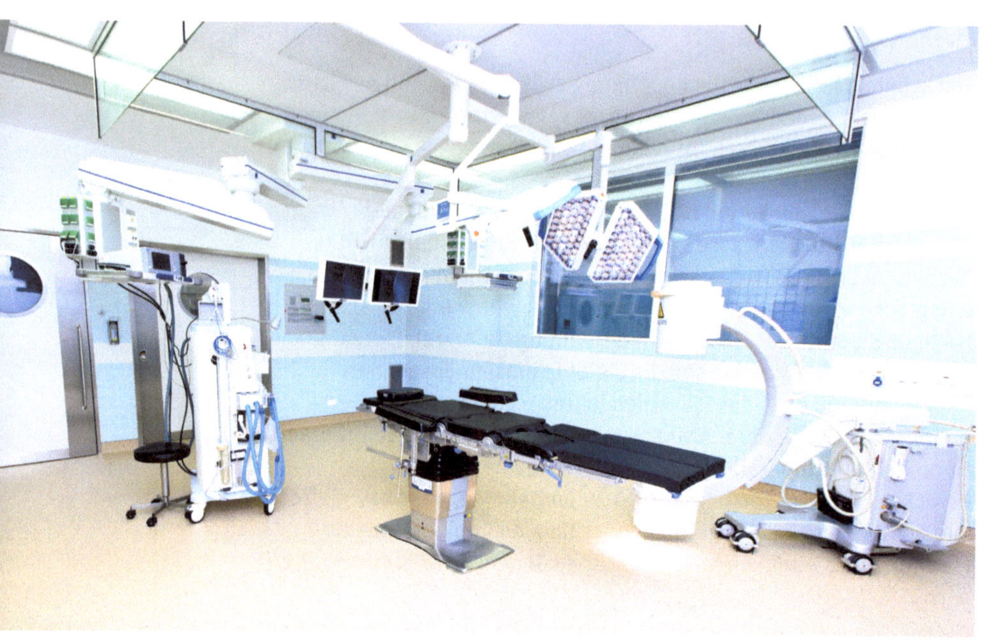

Abbildung 15: Orthopädischer OP-Bereich.

nüchtern bleiben und dürfen nichts mehr essen oder trinken. Auch rauchen sollen Sie ab diesem Zeitpunkt nicht mehr.

Von wenigen z. B. medizinisch bedingten Ausnahmen abgesehen wird am nächsten Tag die Operation durchgeführt. Am Morgen werden Sie vorbereitet; lediglich einige notwendige Medikamente in Tabletten- oder Tropfenform dürfen Sie noch mit einem kleinen Schluck Wasser zu sich nehmen. Termingerecht werden Sie dann mit

Wichtig

Das medizinische Gerät „cell saver" kann das während und nach der Operation verlorene eigene Blut so aufbereiten und filtern, dass es dem eigenen Körper wieder zugeführt werden kann, wodurch der Blutverlust minimiert wird.

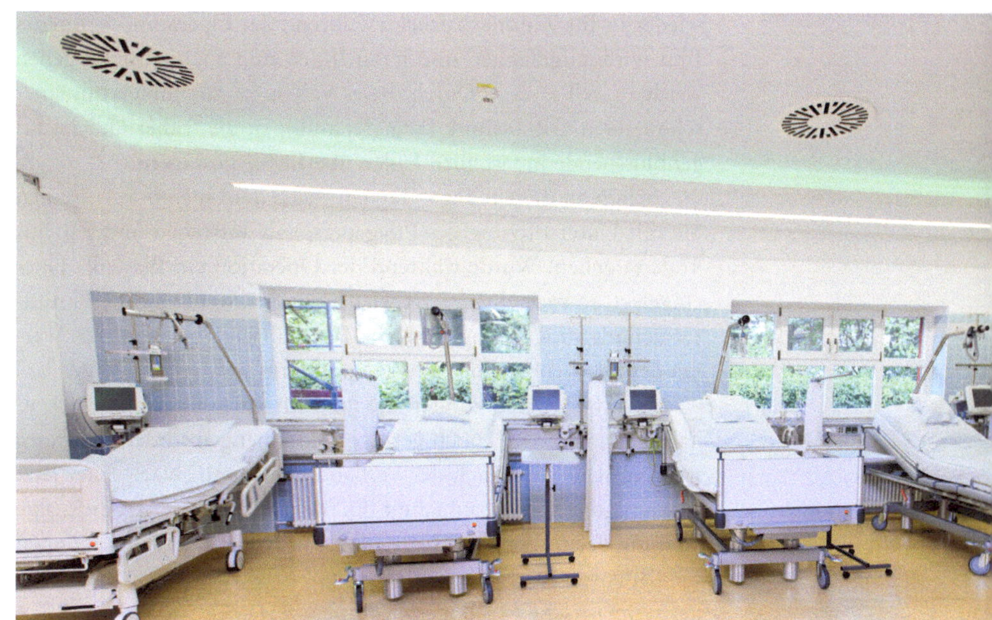

Abbildung 16:
Aufwachraum.

Ihrem Bett in den OP-Bereich gefahren. Da Sie zuvor eine entspannende Tablette bekommen haben, sollte Sie dies alles nicht mehr aufregen.

In der Zwischenzeit hat der Assistent eine genaue digitale Prothesenplanung anhand der Röntgenbilder der Hüfte durchgeführt (Abbildung 12). Die so gewonnenen Daten ermöglichen zusammen mit der orthopädischen körperlichen Untersuchung eine möglichst exakte Planung der Prothesenposition und können auch mit in die intraoperative Navigation (Abbildung 13) einfließen. Die Operation dauert dann etwa eine Stunde (Abbildung 15).

Wenn Sie nach der OP wieder aufwachen, liegen Sie auf der Aufwachstation, der sog. ICU („intermediate care unit"). Hier bieten sich optimale Überwachungsmöglichkeiten (Monitoring, Abbildung 16) die gerade für den vorerkrankten oder älteren Patienten wichtig sind. Sie bleiben dort im Allgemeinen bis zum nächsten Morgen nach der orthopädischen und anästhesiologischen Visite und kehren danach wieder in Ihr Zimmer zurück. Während der Operation verlorenes Blut wird aufgefangen und kann Ihnen nun auch zurückgegeben werden („cell saver"). Durch dieses Verfahren, zusammen mit einer schonenden OP-Technik (Yale-Technik), ist die früher übliche Eigenblutspende in fast allen Fällen überflüssig geworden.

Schon an diesem Tag – Tag eins nach der Operation – können Sie mit Unterstützung des Pflegepersonals aufstehen und z.B. zur Toilette gehen. Wurde während der Operation ein Blasenkatheter eingelegt, so kann dieser jetzt wieder entfernt werden. Eine Blutuntersuchung wird durchgeführt; im Regelfall kann bei regulären Werten der intravenöse Zugang wieder entfernt werden.

Am zweiten Tag können die im Hüftgebiet einliegenden Drainagen, wenn sie nur noch geringe Sekretmengen fördern, entfernt werden. Jetzt wird auch der Verband gewechselt. Nach einer jetzt angefertigten Röntgenaufnahme des Beckens kann der Arzt die exakte Stellung des Implantates beurteilen. An meiner Abteilung können die Patienten das Hüftgelenk nun voll belasten und mit den krankengymnastischen Übungen beginnen.

Zwischen Tag drei und fünf üben Sie weiter mit Unterstützung eines Physiotherapeuten. So lernen Sie auch Treppensteigen und den sicheren Transfer zwischen Liegen, Sitzen, Stehen und Gehen.

Je nach körperlicher Konstitution werden Sie ab diesem Zeitpunkt in eine geeignete Rehabilitationsabteilung oder sogar schon in Ihr gesichertes häusliches Umfeld entlassen. Diese Entscheidung hängt auch von Ihren persönlichen Wünschen und Voraussetzungen ab. Kurz nach der Operation besucht Sie auch der Krankenhaus-Sozialdienst, um Sie sozialmedizinisch zu beraten. Für zuhause können Sie bei Ihrer Krankenkasse Hilfsmittel wie beispielsweise eine

Wichtig

Eine solche Rehabilitationsmaßnahme wird in der Regel stationär für die Dauer von drei Wochen genehmigt, kann jedoch unter bestimmten Voraussetzungen auch ambulant durchgeführt werden.

Toilettensitzerhöhung und eine Greifzange beanspruchen, damit Sie sich am Anfang nicht zu tief bücken müssen.

7.3 Die minimalinvasive Yale-Technik

Seit der Jahrtausendwende erlebt die Hüftchirurgie einen erneuten Aufschwung. Bis dahin hatten die verbesserten industriellen Fertigungstechniken der Implantate, vor allem über eine signifikante Verminderung des Partikelabriebs, bereits zu einem hohen technischen Niveau der verfügbaren Prothesentypen geführt und so Standzeiten der Implantate im Körper bis hin zu 20 Jahren und mehr ermöglicht.

Nun wurde auch der OP-Technik mehr und mehr Aufmerksamkeit geschenkt, da man erkannte, dass schonende Implantationstechniken das Ergebnis weiter verbessern konnten.

Wesentlicher Grundgedanke der entwickelten minimalinvasiven Verfahren ist die maximale Schonung der Weichteile (Muskulatur, Sehnen, Gefäße und Nerven), zusammen mit einer perfekten Übersicht über den Implantationsort Pfanne und Schaft. Ein Nebeneffekt, aber beileibe nicht der wesentliche Aspekt, ist hierbei der kosmetisch ansprechende kleine Hautschnitt.

Abbildung 17 a, b: Yale-Technik. Darstellung des kleinen vorderen a) und hinteren b) Zugangswegs für Pfanne und Schaft. Durch die so geschaffenen „Gewebelücken" werden die Implantate eingesetzt.

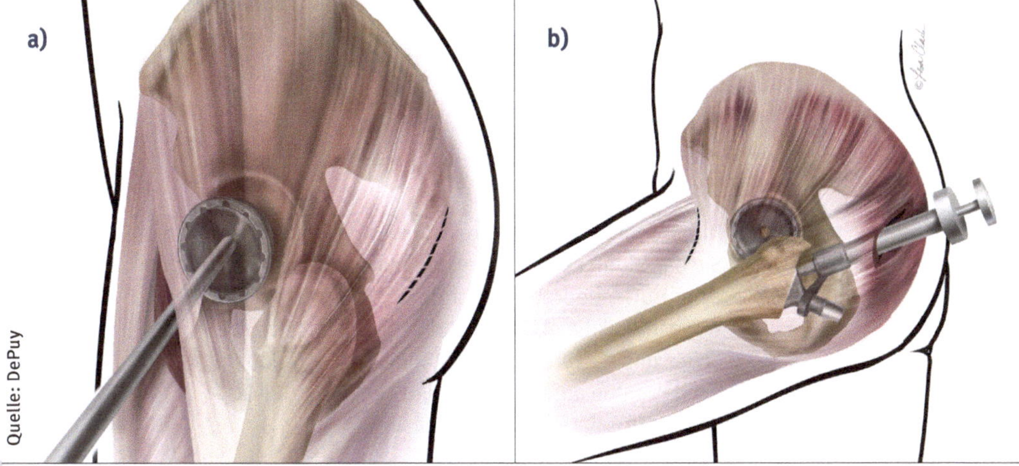

Verschiedenste Techniken haben sich so entwickelt. Über den hinteren Minizugang, den vorderen/seitlichen OCM-Zugang oder beispielsweise den vorderen AMIS-Zugang wurde versucht, ohne eine wesentliche Muskelablösung dieses Ziel zu erreichen. Bei der Yale-Technik wird die anatomische Nähe eines kleinen vorderen Zugangs durch die Muskellücken zur Pfannenimplantation mit einem kleinen hinteren Zugang zur Schaftimplantation kombiniert (Abbildung 17 a und b). Der in Seitenlage sehr bequem gelagerte Patient kann so ausgesprochen schonend ohne forcierte Krafteinleitung operiert werden.

Die Übersicht über die anatomischen Implantationsorte ist hervorragend, und mit Ausnahme der im Rahmen der Arthroseentwicklung verkürzten und geschädigten Außenrotatoren wird kein einziger Muskel abgelöst. Dieses Verfahren erlaubt so bei Vorliegen eines stabilen Knochens eine sofortige Vollbelastung und eine krückenfreie Nachbehandlung.

Die Yale-Technik wurde an der nordamerikanischen Yale-Universität entwickelt, indem sie sich der bereits seit Jahrzehnten etablierten vorderen und hinteren Zugangswege bediente und diese vorteilhaft miteinander verband. So konnten die technischen Nachteile der jeweiligen Einzelschnitttechniken („mini-vorderer" und „mini-hinterer") ausgeschaltet, die Vorteile kombiniert werden.

Auch ist die zusätzliche Anwendung der Navigation (s. S. 34/35) bei der Yale-Technik unproblematisch. Bluttransfusionen und damit auch Eigenblutspenden können regelmäßig vermieden werden. Die so operierten Patienten profitieren von einer extrem raschen Rehabilita-

WebTipp

Durch Scannen des QR-Codes mit Ihrem Smartphone können Sie das Video eines Patienten 5 Tage nach der Implantation einer Hüftendoprothese abrufen. Es zeigt ihn im Garten der WolfartKlinik beim Gehen und Treppensteigen sowie beim vollbelasteten Einbeinstand. Alternativ finden Sie das Video auf der Homepage der WolfartKlinik unter http://bit.ly/2cqlan3

Video: © WolfartKlinik

Vorteile der minimalinvasiven Chirurgie (MIC) gegenüber dem Standardverfahren

>> Geringere Weichteilschädigung durch eleganten operativen Zugang zum Hüftgelenk meist durch anatomisch vorbestehende Gewebelücken.
>> Keine oder nur minimale Muskeldurchtrennung, dadurch regelmäßig Verhinderung eines bleibenden Hüfthinkens nach der OP.
>> Geringere Blutungsneigung, daher keine Eigenblutspenden notwendig bei Erstoperationen (gilt nicht für Wechseloperationen).
>> Raschere Mobilisierung des Patienten nach der OP, schnellere Rückkehr an den Arbeitsplatz und ins Privatleben.
>> Kürzere Krankenhausverweildauer.
>> Kosmetisch ansprechende, kleinere Schnitte, bei der Yale-Technik etwa 6 – 8 cm.
>> Schnittführung nicht über dem großen Rollhügel (wie beim seitlichen Standardschnitt), dadurch sehr viel geringere Rate der z.T. sehr störenden Schleimbeutelentzündungen. Liegen auf der operierten Seite nach der OP problemlos möglich.
>> Perfekte Übersicht über das OP-Gebiet (Yale-Technik). Dadurch beste Voraussetzungen zur idealen Implantatpositionierung und Verhinderung von Gefäß- und Nervenschäden.

tion und einer entsprechend schnellen Rückkehr in Beruf und Alltag. Der Zugang ist universell und bei nahezu jeder medizinischen Ausgangslage, jedem Patiententypus und in jedem Alter anwendbar.

Die Ergebnisanalyse zeigt, dass sich das Verfahren nicht hinter den konventionellen Techniken verstecken muss und sogar im Hinblick auf die gefürchtetsten Komplikationen wie Auftreten einer Infektion oder Luxation überlegen ist.

7.4 Rehabilitationsmaßnahmen

In enger Abstimmung mit dem Kostenträger (Krankenkasse bzw. Rentenversicherungsträger) wählt Ihr Arzt die für Sie geeignete Rehabilitationsbehandlung und damit auch ein entsprechendes Haus aus. Die gewählte Abteilung sollte dabei unter orthopädischer Führung stehen, die in der Nachbehandlung von Hüfterkrankten erfahren ist. Kostenträger möchten dabei immer stärker ihre „Vertragskliniken" einbringen. Dies sind Häuser, welche die Patienten in der Regel zu einem kostengünstigeren Tagestarif betreuen, der erwarten lässt, dass irgendwann die gebotene Qualität nicht mehr gewährleistet sein könnte. Gegensteuern kann nur der betroffene Patient als Kunde der Versicherung gemeinsam mit seinem Arzt.

Mitentscheidend für eine erfolgreiche Reha sind die Wassergymnastik und die individuell abgestimmte Behandlungsdichte der physikalischen Maßnahmen. In der Regel kehrt der Patient nach insgesamt fünf Wochen Abwesenheit nach Hause zurück und ist dann in der Lage, seinen Haushalt wieder selbstständig zu führen.

7.5 Nachsorge und Kontrollen

Es ist sinnvoll, sich möglichst unmittelbar nach der Rehabilitation wieder beim Orthopäden am Wohnort vorzustellen. Nach einer körperlichen Untersuchung wird normalerweise ein Röntgenbild angefertigt, um das Hüftimplantat mit den kurz nach der Operation angefertigten Aufnahmen zu vergleichen und erneut zu beurteilen sowie die weitere ambulante Behandlung abzustimmen.

Da das Hüftgelenk in der Regel wieder voll belastet wird, kann zu diesem Zeitpunkt das Heparin als Thromboseprophylaxe wieder abgesetzt werden. War schon vor der Operation eine gerinnungshemmende Therapie erforderlich (z.B. bei Herzrhythmusstörungen), muss diese natürlich fortgesetzt werden (z.B. Marcumar®, Xarelto®, Eliquis®). Krankengymnastik kann jetzt auch an Geräten ausgeübt werden. Allerdings sollten weiterhin prophylaktische Maßnahmen ergriffen werden, um Verrenkungen (Luxationen) zu vermeiden. Besonders tiefes Bücken von mehr als 90° (Abbildung 20) sollte der Patient bis zur Halbjahreskontrolle vermeiden, da sich erst nach etwa sechs Mo-

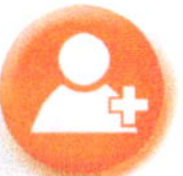

Übrigens

Sobald die operierte Hüfte wieder voll belastet werden kann, ist nach der Rückkehr aus der Reha auch Autofahren wieder möglich. Zu diesem Zeitpunkt etwa vier Wochen nach der OP kann bei der Yale-Technik die Hüftbandage wieder abgenommen werden.

naten eine stabile Hüftgelenkkapsel bildet, die dann schließlich einen sicheren Schutz vor einer Hüftverrenkung bietet. So sollte man sich angewöhnen, beim Liegen und Schlafen auf der Seite ein Kissen zwischen die Beine zu legen, um ein Überkreuzen der Beine und damit eine möglicherweise gefährdende Anspreizbewegung zu vermeiden. Auch zu tiefes Sitzen und Sitzen mit übergeschlagenen Beinen sollte anfänglich vermieden werden, da dieses mit der gefährlichen Rotationsbewegung verbunden ist. In der Reha wurde Ihnen sicherlich ein Übungsprogramm vorgestellt, das Sie zuhause fortsetzen können (Abbildung 20).

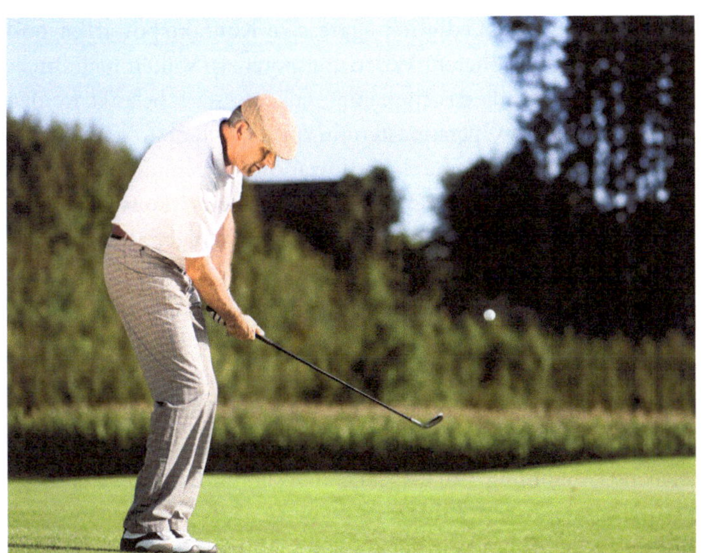

Abbildung 18: Privatleben und Sport nach einer Hüftoperation.

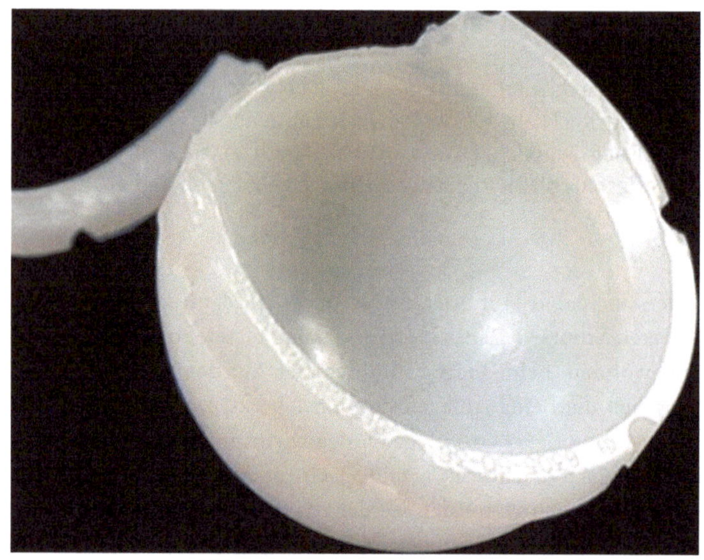

Abbildung 19: Polyethylenverschleiß des Pfanneninlays.

Nach Ablauf des ersten Halbjahres darf der Patient wieder beginnen Sport zu treiben; auch Skifahren, Tennis und Golf (Abbildung 18) sind möglich. Lediglich aggressive Kontaktsportarten und Sprungsport mit höherem Verletzungspotenzial sollten nicht mehr ausgeübt werden, da das Implantat dabei zu stark belastet werden kann. Je länger der Operationstermin zurückliegt, desto stabiler wird das Hüftgelenk. Die gefürchtete Luxation (Verrenkung), die nach Angaben der Literatur in 3 bis 6 % der Fälle bei konventioneller OP-Technik auftritt (bei der Yale-Technik weniger als 2 %), tritt nach diesem Zeitraum als Erstereignis äußerst selten auf.

Weitere Kontrollen können dann nach einem Jahr, später im Zwei-Jahres-Rhythmus erfolgen. Nähert sich das Implantat seinem zu erwartenden Haltbarkeitsende, muss mit ersten beginnenden Verschleißerscheinungen gerechnet werden, die erfasst werden sollten. Dieser Verschleiß betrifft häufig die unmittelbare Gleitpaarung (Abbildung 19). Gegebenenfalls muss das Implantat komplett oder zumindest teilweise ausgewechselt werden. Diese Kontrollen werden von den Patienten nicht immer wahrgenommen, da ja „alles in Ordnung" ist. Aber nach vielen Jahren kann ein schleichender Verschleiß eintreten, der üblicherweise das Polyethylen-Inlay früherer Prothesenmodelle betrifft. Zunächst lösen sich unbemerkt kleine Partikel aus der Lagerschale heraus. Später, immer noch ohne wesentliche Beschwerden, erkennt man auf dem Röntgenbild eine beginnende Dezentrierung des Prothesenkopfes in der Hüftpfanne. Die Lagerschale beginnt auszuschlagen. Spätestens jetzt ist der Zeitpunkt gekommen, die Schale auszuwechseln, was in der Regel mit einem vergleichsweise kleinen Eingriff möglich ist. Unbehandelt können später die freigesetzten Polyethylenteilchen regelrecht „herunterrieseln" und den zunächst noch festen Schaft unter Bildung eines Granuloms auslockern. Die dann notwendige Wechseloperation wird aufwändiger und muss auch einen Schaftwechsel einschließen.

Wichtig

Da die planbare Hüftoperation dem betroffenen Patienten bzw. dessen Angehörigen Raum und Zeit zur Organisation des häuslichen Umfelds lässt, sollten bereits frühzeitig vor der OP einige Dinge zuhause organisiert werden: Bedenken Sie, dass Sie je nach körperlicher Konstitution etwa fünf Wochen nach der OP wieder zuhause zurechtkommen müssen. Wer kocht, putzt und kauft ein? Ist alles, was Sie brauchen, gut erreichbar? Sorgen Sie für anfängliche Hilfe, denn möglicherweise können Sie in den ersten Wochen noch nicht schwer heben und tragen.

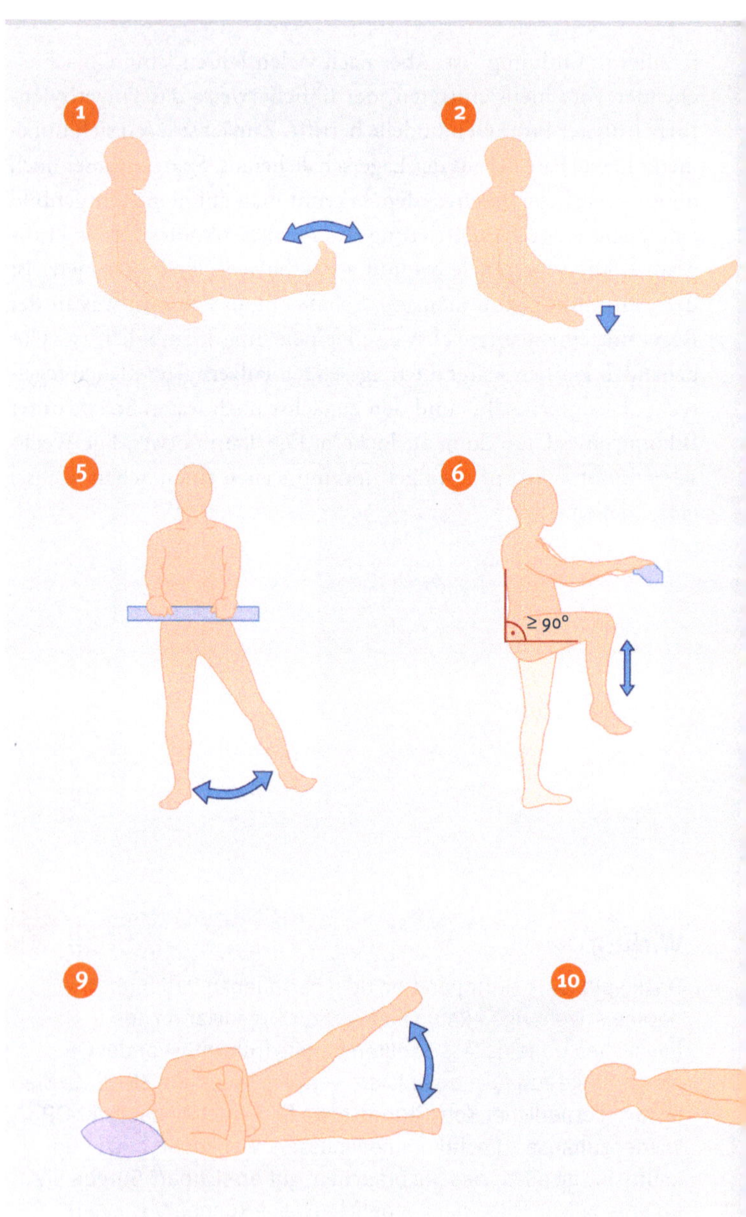

Quelle: DePuy

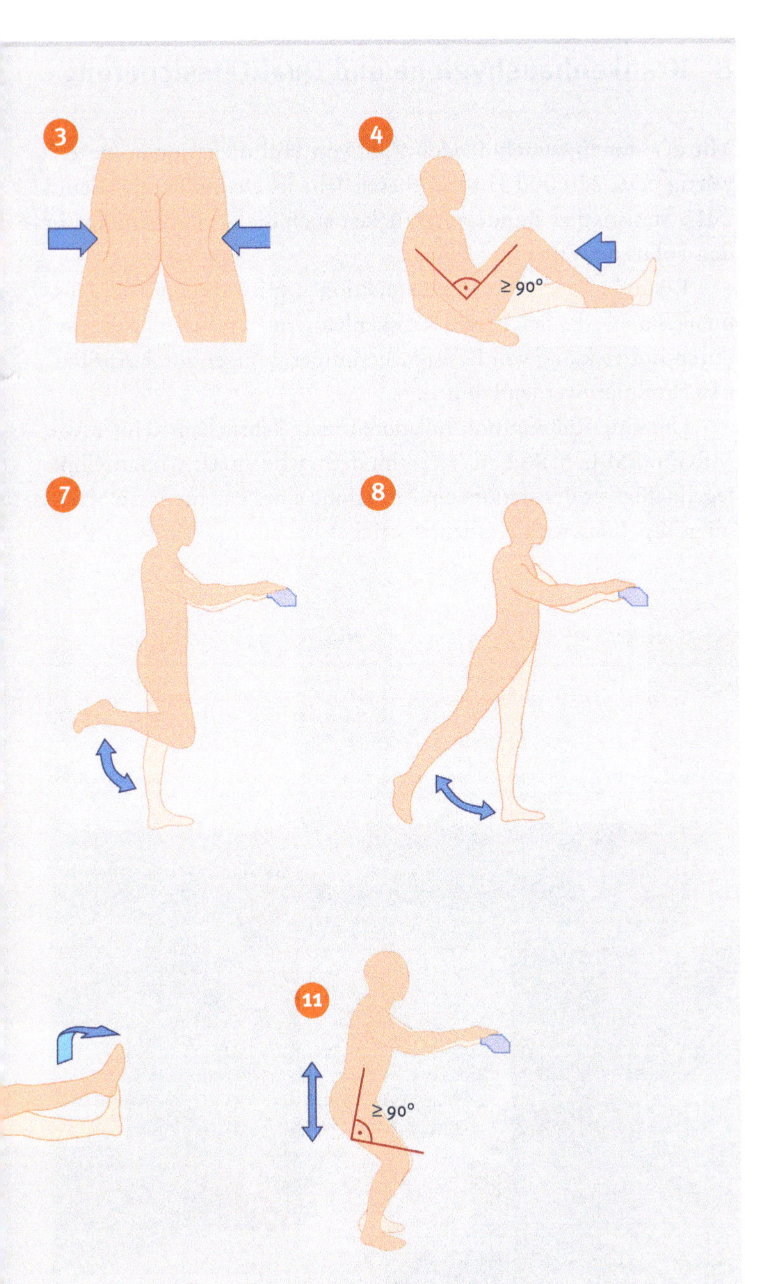

Abbildung 20:
Empfohlene Übungen nach einer Hüftoperation. Um die Muskulatur zu kräftigen und eine Luxation zu vermeiden, sollten alle Übungen im „sicheren" Bewegungsrahmen stattfinden.

8 Krankenhaushygiene und Qualitätssicherung

Mit der ständig zunehmenden Zahl von Hüftoperationen (gegenwärtig etwa 210.000 Hüftprothesen/Jahr in Deutschland – Stand 2013 Statistisches Bundesamt) rücken auch die Komplikationen in den Fokus der Öffentlichkeit.

Besonders gefürchtet sind Infektionen mit sogenannten „Hospitalkeimen", die sich in den Krankenhäusern eingenistet haben und durch Entwicklung von Resistenzen immer weniger durch Antibiotika eliminiert werden können.

Um eine Kolonisation mit potentiell gefährlichen Keimen wie MRGN, ESBL, MRSA etc. zu verhindern, wird an der WolfartKlinik regelmäßig vor der stationären Aufnahme eines Patienten ein Screening-Test (Nasenschleimhautabstriche) bei allen gefährdeten Pati-

Abbildung 21: Hygiene-Klimahelme.

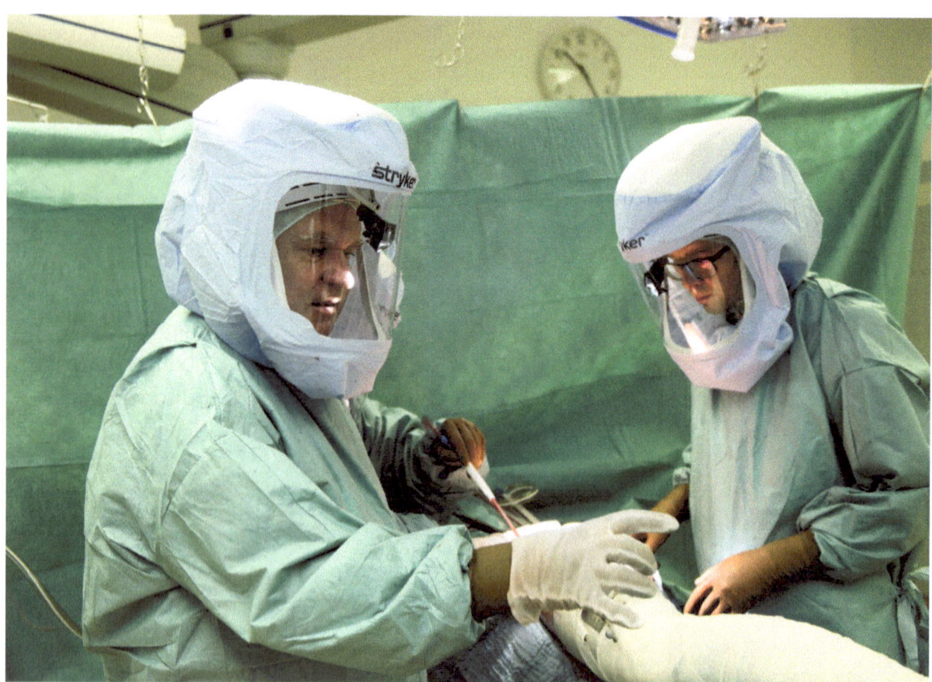

WebTipp

Wenn sich ein Patient einer Hüftoperation unterziehen muss, hat er das verständliche Bedürfnis, die Qualität des Krankenhauses und die Expertise seines Operateurs anhand objektivierbarer Kriterien zu prüfen. Kliniken, die über ein Qualitätssiegel verfügen, finden sich unter www.endocert.de

Die Abteilung für Orthopädie und Endoprothetik an der WolfartKlinik verfügt seit 2016 über das höchste Zertifikat „Endoprothesenzentrum der Maximalversorgung", wobei sowohl der Operateur als auch die Infrastruktur des Krankenhauses bewertet wurden. Regelmäßige Audits stellen sicher, dass dieses Zertifikat auch „gelebt" wird.

entengruppen durchgeführt. Sollte ein Hüftpatient dabei ein positives Testergebnis zeigen, wird die Operation bis zur Sanierung des Keimträgers verschoben. Durch die konsequente Anwendung dieses Verfahrens hat die WolfartKlinik bislang eine Hospitalkeimeinnistung vermeiden können.

Vor der stationären Aufnahme legen wir den uns anvertrauten Patienten außerdem nahe, eine maximale Keimreduktion durchzuführen. Diese beinhaltet eine korrekt durchgeführte Körperhygiene, eventuell ergänzt durch spezielle Waschlösungen, sowie eine präoperative zeitnahe Zahnhygiene.

Wenn der Patient dann zur Aufnahme gelangt, setzt sich der konsequente Hygieneprozess fort. Neben einer sorgfältigen Händehygiene erstreckt sich die Aufmerksamkeit auf subtile Hygienetechniken im Operationssaal, z.B. das Tragen von Hygiene-Klimahelmen (Abbildung 21), und saubere Verbandstechniken bis zur Entlassung.

Auch der Krankentransport in die Reha-Klinik oder nach Hause erfolgt unter allgemeiner Beachtung von Hygienemaßnahmen durch ein entsprechend zertifiziertes Transportunternehmen mit besonders geschulten Fahrern.

9 Wie klappt die Rückkehr in Alltag und Beruf?

Es ist sinnvoll, sich wieder langsam an die häusliche Umgebung zu gewöhnen. Wenn es möglich ist, lassen Sie sich damit Zeit! Lassen Sie sich anfänglich auch im Haushalt und bei Besorgungen helfen. Sollten keine Angehörigen da sein, die helfend einspringen können, halten Sie Rücksprache mit der Geschäftsstelle Ihrer Krankenkasse. Dort kann man Hilfeleistungen organisieren, z.B. über einen ambulanten Pflegedienst.

Die Rückkehr an den Arbeitsplatz hängt von vielen Faktoren ab und lässt sich nicht verbindlich für alle Berufsgruppen formulieren. Als Faustregel mag gelten, dass nach Abschluss der Reha, also um die fünfte Woche nach der OP, wieder körperlich leichte Arbeiten möglich sind. Natürlich gelten auch hier die gleichen Vorsichtsmaßnahmen wie im privaten Bereich: Vermeidung tiefen Sitzens und Beugens der Hüfte und kein Überschlagen der Beine. Büroarbeiten stellen beispielsweise solche leichten Arbeiten dar. Sollten anfänglich noch Defizite bestehen, so kann man mit dem behandelnden Arzt auch eine stufenweise Wiedereingliederung in den Beruf über die Krankenkasse planen.

Gemäß § 28 SGB (Sozialgesetzbuch) gilt: „Können arbeitsunfähige Leistungsberechtigte nach ärztlicher Feststellung ihre bisherige Tätigkeit teilweise verrichten und können sie durch eine stufenweise Wie-

Wichtig

Da die planbare Hüftoperation dem betroffenen Patienten bzw. dessen Angehörigen Raum und Zeit zur Organisation des häuslichen Umfeldes lässt, sollten bereits frühzeitig vor der OP einige Dinge zuhause organisiert werden: Bedenken Sie, dass Sie je nach körperlicher Konstitution etwa fünf Wochen nach der OP wieder zuhause zurechtkommen müssen. Wer kocht, putzt und kauft ein? Ist alles, was Sie brauchen, gut erreichbar? Sorgen Sie für anfängliche Hilfe, denn möglicherweise können Sie die ersten Wochen noch nicht schwer heben und tragen.

deraufnahme ihrer Tätigkeit voraussichtlich besser wieder in das Erwerbsleben eingegliedert werden, sollen die medizinischen und die sie ergänzenden Leistungen entsprechend dieser Zielsetzung erbracht werden."

Eine solche Maßnahme wird üblicherweise über einen Zeitraum von vier Wochen mit einer täglich reduzierten Arbeitszeit von 50% durchgeführt. Auch Ihr Arbeitgeber wird sich normalerweise einer solchen Maßnahme nicht verschließen, da Sie offiziell während der Wiedereingliederung noch krank sind und somit (nach Ablauf des Sechs-Wochen-Zeitraumes) nicht mehr von Ihrem Arbeitgeber entlohnt werden, sondern durch Ihre Krankenkasse die Lohnfortzahlung erhalten – gleichzeitig aber dem Arbeitgeber bereits zu 50% wieder zur Verfügung stehen.

Vor mehr als 15 Jahren etablierte sich zunächst in den USA ein Trend, die Rehabilitation nach einem Hüftgelenkersatz abzukürzen. Dieser Trend setzte sich auch in Deutschland fort. Während noch vor einigen Jahren viele kritische Stimmen zu hören waren, hat sich heute die minimalinvasive Hüftchirurgie an den führenden Abteilungen zum Standardverfahren entwickelt. Möglich wurde dies, indem Operationstechniken verfolgt wurden, die keine oder nur eine geringe Muskelablösung zum Einbau des Hüftgelenks erforderlich machten (→ S. 39, Kapitel 7.3).

Aber die modernen Hüfttechniken orientieren sich auch an den veränderten Rahmenbedingungen der Gesellschaft. Hand in Hand mit dem zu beobachtenden Abbau der Sozialleistungen in den westlichen Ländern steigt der Druck auf dem Arbeitsmarkt. Eine Krankheitsperiode nach einer Hüftgelenkersatzoperation einschließlich der Rehabilitation von ca. drei Monaten, wie in Deutschland noch vor einigen Jahren üblich, würde nicht mehr toleriert werden.

10 Welche Komplikationen sind möglich?

Beruhigend sei zunächst festgestellt, dass der operative Einsatz eines künstlichen Hüftgelenks beim Menschen zu den erfolgreichsten Prozeduren der modernen Medizin gehört. Das heißt, die Aussicht des betroffenen Patienten, ein gutes oder sehr gutes Ergebnis zu erreichen, ist sehr hoch.

Dies soll natürlich nicht zu fahrlässiger Verhaltensweise führen. Trotz aller nachgewiesenen Erfolge und perfektionierter Technik sollte man nie vergessen, dass es sich beim Einbau eines Kunstgelenks um einen invasiven Eingriff handelt, der durchaus gravierende Gefahren in sich birgt. Da der Eingriff normalerweise gut geplant werden kann (elektiver Eingriff), kann das Risiko im Vorfeld eingegrenzt werden. So kann beispielsweise eine bestehende Zuckererkrankung vor der Operation optimal eingestellt werden, um der erhöhten Infektionsgefahr zu begegnen. Begleiterkrankungen sollten behandelt und kuriert werden. Wenn das nicht möglich ist, sollte die Erkrankung zumindest optimal eingestellt sein. Hier ist die verantwortungsvolle Mitarbeit des betreuenden Hausarztes gefragt. Der Aufenthalt auf einer Intensivstation ist daher nur noch in Ausnahmefällen nach einer Hüftoperation erforderlich. Dank der Möglichkeiten der modernen Medizin besteht so nur noch sehr selten eine definitive Inoperabilität.

10.1 Infektion des Hüftgebiets

Eine der folgenschwersten Komplikationen stellt die Infektion des Hüftgebiets dar. Gelangen beispielsweise bakterielle Keime in das Wundgebiet, spricht man von einer Besiedelung. Dies kann während der Operation (exogen), aber auch aus der Krankheitsanlage des Patienten heraus (endogen) geschehen.

Generell werden bedrohliche, tiefe Infektionen von oberflächlichen Entzündungen unterschieden. Erstere müssen ausnahmslos operativ behandelt werden, während Letztere rechtzeitig ohne erneute Operation behandelt werden können. Entscheidend für das Schicksal der Prothese sind eine rasche Diagnosestellung und das zielgerichtete weitere Vorgehen. Generell gilt: Eine möglichst früh erkann-

> **Wichtig**
>
> Eine eingeschränkte Immunabwehr kann mit einem erhöhten Infektionsrisiko einhergehen. Störungen der Mikrozirkulation, vor allem Diabetes, führen ebenfalls zu einer gesteigerten Infektionsneigung, sodass im Vorfeld einer Hüftoperation der Zuckerwert optimal eingestellt werden muss. Eine Entgleisung der Zuckererkrankung sollte unbedingt vermieden werden.

te und behandelte Komplikation ist grundsätzlich besser zu beherrschen als eine inkonsequent und zögerlich behandelte. Hier ist in erster Linie die Kompetenz des behandelnden Orthopäden gefordert, der über eine mehrjährige und ausreichende Praxis verfügen muss.

Wird eine Hüftinfektion, die an spezialisierten Abteilungen mit einer deutlich geringeren Wahrscheinlichkeit auftreten sollte, sehr frühzeitig erkannt, kann sie bei stringentem Vorgehen unter Belassung der Implantate beherrscht werden. Entscheidend ist die Dauer der Infektion und ob sie die Prothese erreicht hat. Erreicht sie das Implantat, sind die Bakterien in der Lage, über die körperfremden Prothesenoberflächen einen sog. Biofilm zu bilden, der sie vor den körpereigenen Abwehrstoffen und Antibiotika schützt. Der Operateur muss also akribisch die Hüfte und das Implantat während der Sanierungsoperation reinigen und besonders von Biofilm überzogene Prothesenteile, wie z.B. die Polyethylen-Lagerschalen, austauschen.

Gelingt diese Strategie nicht, die in jedem Fall nur bei einer frühzeitig erkannten Infektion erfolgreich ist, oder keimt der Infekt später immer wieder auf, so besteht der dringende Verdacht, dass sich Bakterien zwischen Knochen und Implantat eingenistet haben. Dann hilft nur noch der Prothesenaustausch, der einzeitig (d.h. Ausbau und gleichzeitiger Einbau eines neuen Implantates während nur einer OP) oder zweizeitig (Ausbau und vorübergehender Einbau eines antibiotikabeladenen Platzhalters während der ersten OP und endgültiger Neueinbau eines neuen Implantates nach Infektausheilung in einer zweiten OP) durchgeführt werden kann.

10.2 Luxation (Verrenkung)

Gefürchtet ist auch die Prothesenverrenkung (Luxation, Abbildung 22a, b), die je nach OP-Technik und verwendetem Implantat in bis zu 6 % der Fälle auftreten kann. Aber es gibt hier Lösungsansätze.

Jede Operation mit Hüftgelenkersatz verursacht eine mehr oder minder stark ausgeprägte Instabilität des Hüftgelenks, denn während der OP muss die Hüftgelenkkapsel eröffnet werden, um das Implantat einzubringen. Entscheidend dafür, in welcher „Richtung" das Bein instabil ist, ist entweder die Positionierung des Implantates (Abbildung 14) oder der operative Zugangsweg. So führt ein vorderer Zugang zu einer latenten vorderen Instabilität, ein hinterer zu einer hinteren Instabilität usw.

Wichtig ist dabei, die Hüfte sofort zu untersuchen und ein Röntgenbild anzufertigen, um den genauen Sachverhalt zu klären. In der Regel nehmen die Prothese und der Knochen bei der Verrenkung keinen Schaden und es ist möglich, das Gelenk in einer kurzen Narkose ohne Schnitt wieder einzurichten. Sehr selten gelingt dies nicht und eine offene Einrenkung (Reposition) ist erforderlich. Als wesentlicher Bestandteil der Untersuchung nach einer Luxation muss festgestellt werden, ob das Hüftgelenk instabil ist. Dann ist eventuell eine erneute Operation mit einem Wechsel oder Teilwechsel der Prothese zur Verbesserung der Stabilität, v. a. zur Erhöhung der Vorspannung und mechanischen Verlegung des Luxationsweges, erforderlich. Dabei würde der Prothesenkopf bzw. auch das Inlay ausgewechselt werden. Antiluxationsbandagen können allein oder in Kombination mit einem operativen Vorgehen angepasst werden. Ausheilung tritt durch die Etablierung einer stabilen Hüftkapsel ein, die sich in den darauffolgenden Monaten ausbildet.

Wichtig

Bei der Luxation handelt es sich um ein Herauskugeln des Prothesenkopfes aus der Hüftpfanne. Meist liegt eine kombinierte tiefe Beugung im Hüftgelenk mit Drehbewegung des Beines zugrunde. Der Patient verliert sofort die Kontrolle über das betroffene Bein und stürzt in der Regel.

Um diese gefürchtete Komplikation einer Verrenkung zu vermeiden oder zumindest zu verringern, wurden verschiedene Wege beschritten:

» So wurden Implantate entwickelt, die durch ihr Design aus mechanischen Gründen eine Luxation weniger wahrscheinlich machen. Es handelt sich hier um Prothesen, die über die Verwendung von größeren Kunstköpfen (z.B. 36 mm Durchmesser oder mehr) eine innigere Koppelung der Prothesenpartner erreichen. Erst durch die moderne Fertigungstechnik der entsprechenden Keramikköpfe und der Polyethylen-Lagerschalen war diese Entwicklung möglich, ohne dabei gleichzeitig einen nicht zu akzeptierenden erhöhten Abrieb in Kauf nehmen zu müssen. Denn ein größerer Kopf der Hüftprothese bewirkt zwar einen größeren (luxationsfreien) Bewegungsraum der Prothese, dies geht aber zu Lasten einer höheren Reibung. Der Kompromiss ist heute mit einem 36-mm-Kopf erreicht und beschert verschleißarme Standzeiten der Prothetik von über 20 Jahren.

» Der zweite Weg wurde über die Optimierung der Positionierung der Implantate erreicht. Nur eine perfekt im Raum stehende Prothese, orientiert an den anatomischen Gegebenheiten, kann einen störungsfreien, luxationssicheren (verrenkungssicheren) und langlebigen, lockerungsfreien Lauf ermöglichen. Hier hilft eine Optimierung der OP-Technik, die besonderes Augenmerk auf dieses Thema richtet. Zahlreiche OP-Techniken, insbesondere die Einschnitttechniken, bieten nicht immer eine optimale Übersicht über das OP-Gebiet. Gerade unter dem Aspekt der kleineren (minimalinvasiven) Schnittführung müssen zwangsläufig Kompromisse im Hinblick auf die Übersichtlichkeit des OP-Gebietes geschlossen werden. Denn nur bei optimaler Sicht auf die Implantationsorte „Pfanne" und „Schaft" kann die Prothese auch optimal platziert werden. Diese liegen anatomisch und topographisch nicht in einer Ebene und können bei einer Zweischnitt-Technik (Yale-Technik) besser erreicht und operativ bearbeitet werden.

» Schließlich wurde auch klar, dass die hüftstabilisierende Muskulatur möglichst maximal erhalten bleiben muss. Bis vor

Abbildung 22a:

Rechtes Hüftgelenk in Luxationsstellung nach tiefer Beugebewegung kombiniert mit einer Innenrotationsbewegung des rechten Beines. Der künstliche Hüftkopf steht nun aus der Pfanne herausgedreht hinter dem Pfannenimplantat.

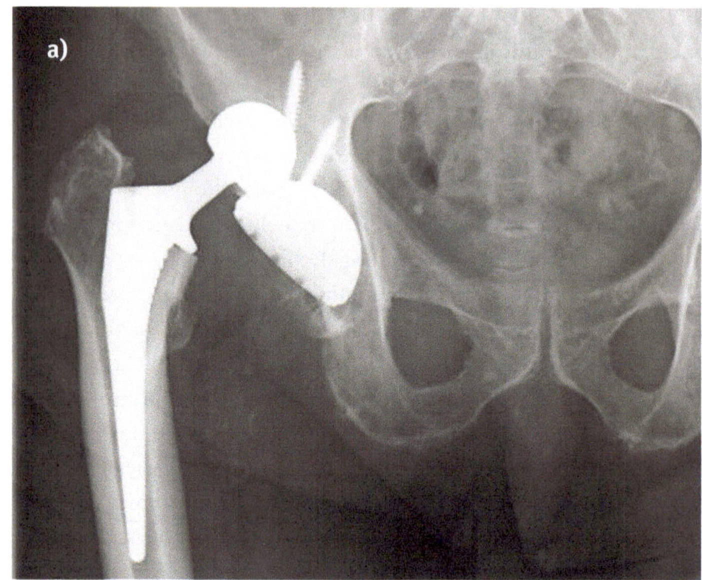

ca. 15 Jahren wurde zwar auf orthopädischen Kongressen sehr viel über die zweifellos immer besser werdenden Materialien der Prothetik philosophiert, aber erst dann wurde das Augenmerk auf weichteilschonende Operationstechniken gelenkt. Heute wird, wann immer möglich, minimalinvasiv operiert.

10.3 Materialversagen und Prothesenlockerung

Zur Häufigkeit von Materialversagen (Abbildung 23 a, b) und Prothesenlockerung (Abbildung 24 a, b) gibt es zur Zeit keine verlässlichen Angaben, aber angesichts der sehr ausgereiften Produkte und der gesetzlich vorgeschriebenen Produktprüfungsverfahren treten Komplikationen sehr selten auf. Die Haltbarkeit bzw. die Standzeiten bis zu einer möglichen Lockerung liegen bei Hüftprothesen heute in mehr als 80 % der Fälle bei über 20 Jahren.

Hin und wieder versagt bei Hüftprothesen das Inlay, also die Pfannenlagerschale; sehr viel seltener bricht auch der Prothesenschaft

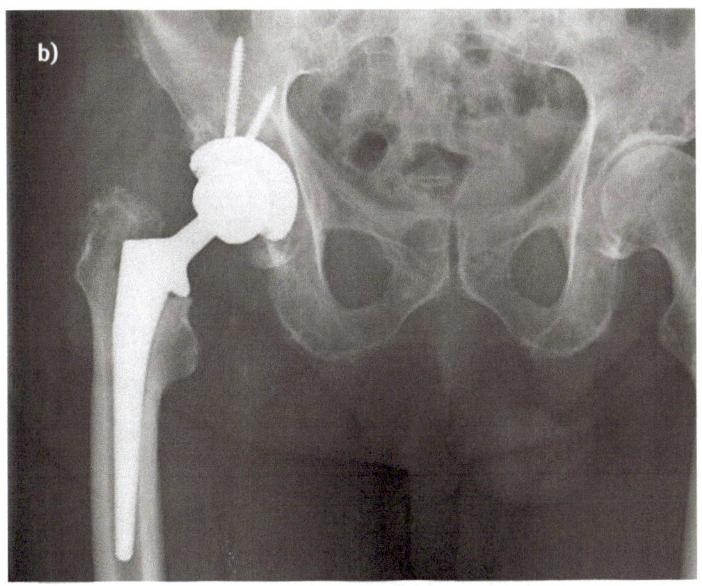

Abbildung 22b:
Nach unblutiger Einrenkung wieder regelrechte Position des Hüftkopfes in der Pfanne.

oder gar die Pfanne. Die Dauer der Standzeit eines Implantats gibt bei einem Schaden Auskunft, ob dieser durch Materialversagen zustande kam. Dies ist meist der Fall, wenn die Standzeit weniger als fünf Jahre beträgt.

Wer aber äußert diesen Verdacht und wer stößt dann das Prüfungsverfahren an? Es muss geklärt werden, ob ein Anwenderversa-

WebTipp

Das Bundesinstitut für Arzneimittel und Medizinprodukte (BfArM) ist zuständig für die Erfassung, Auswertung und schließlich Bewertung von Risiken, die beispielsweise bei der Verwendung einer Hüftprothese auftreten. Die Medizinprodukte-Sicherheitsplanverordnung (MPSV) regelt die Vorgehensweise bei Vorkommnissen mit Medizinprodukten.
www.bfarm.de/DE/Medizinprodukte

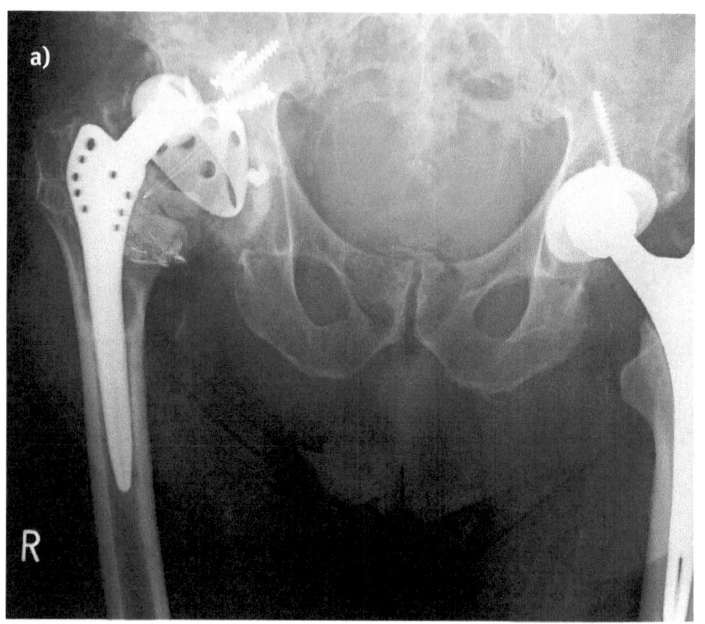

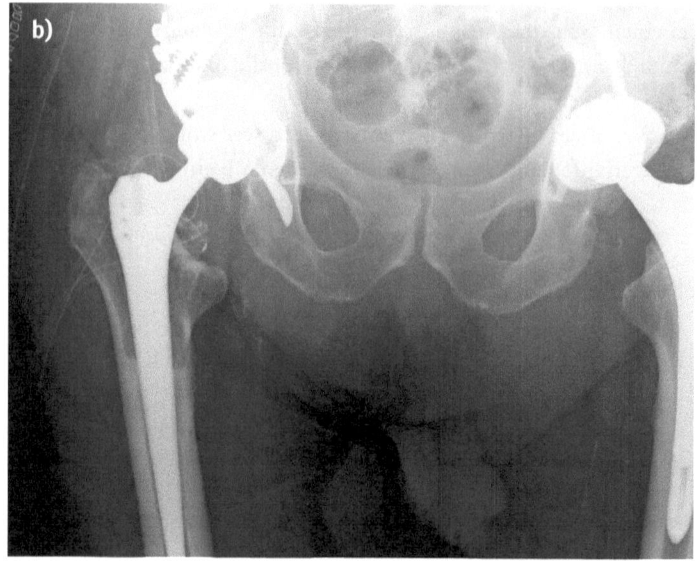

Abbildung 23 a, b: Pfannenlockerung mit a) Implantatbruch. b) Operative Versorgung mit Pfannendachabstützung und Wechsel des Schaftimplantats.

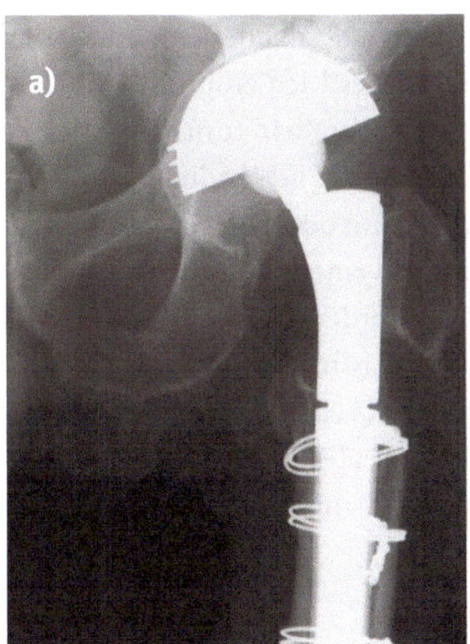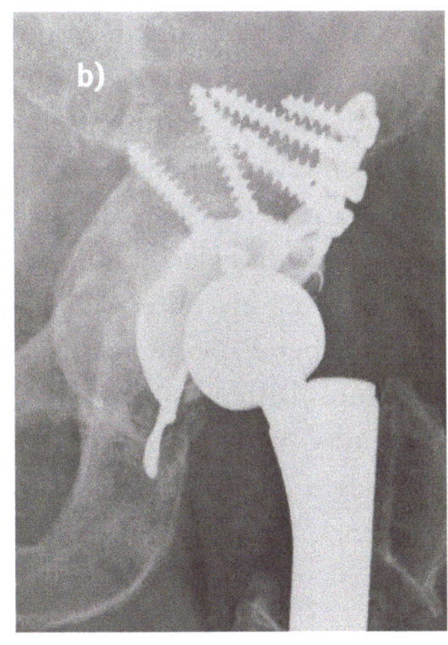

Abbildung 24 a, b:
a) Pfannenlockerung und b) operative Rekonstruktion.

gen oder ein Produktversagen vorliegt. Der verantwortliche Hersteller der Prothese legt den Fall in enger Zusammenarbeit mit dem Operateur dem BfArM (Bundesinstitut für Arzneimittel und Medizinprodukte) vor.

Aber wann handelt es sich um ein meldepflichtiges Vorkommnis? Sicherlich nicht jeder Fall einer Nachoperation oder ungewöhnlich langen Nachbehandlungszeit stellt so ein Vorkommnis dar. In § 2 des Medizinproduktegesetzes heißt es: „Ein meldepflichtiges Vor-

Gute Frage

Weit verbreitet ist die Ansicht, dass nach einer Hüftgelenkoperation nur ein bis maximal zwei Wechseleingriffe möglich sind. Dies ist definitiv falsch: Die Möglichkeit der Wechseleingriffe ist nicht an eine bestimmte Anzahl von Operationen gekoppelt, sondern ausschließlich von der Knochenqualität abhängig. Es wird von Patienten berichtet, die relativ frühzeitig mit einem künstlichen Hüftgelenk versorgt werden mussten und noch drei oder vier Wechseloperationen komplikationsfrei schafften.

kommnis ist eine Funktionsstörung, ein Ausfall oder eine Änderung der Merkmale oder der Leistung (…) eines Medizinproduktes (z.B. Endoprothese), die unmittelbar oder mittelbar zum Tod oder zu einer schwerwiegenden Verschlechterung des Gesundheitszustandes eines Patienten (…) geführt haben konnte oder führen könnte."

Damit wird klar, dass nicht jeder Fall einer postoperativen Funktionsstörung hierunter fällt. Derzeit werden in Deutschland etwa 200 solcher Fälle gemeldet; es ist allerdings anzunehmen, dass die Dunkelziffer deutlich höher liegt. Die Zahl der unerwünschten Ereignisse wird jedoch – in Relation zur absoluten Zahl der Endoprothesen in Deutschland gesetzt – im unteren Promillebereich bleiben.

10.4 Implantatallergie

Die meisten implantierten Gelenkprothesen werden sehr gut vertragen. Statistisch scheint die Gefahr einer Implantatallergie noch unter dem Risiko einer schon selten auftretenden Infektkomplikation zu liegen.

Manche Personen haben ein erhöhtes Risiko, Überempfindlichkeitsreaktionen gegen Implantatmetalle oder Knochenzementkom-

Kutane Allergie vor Prothesenimplantation

>> Ausweichen auf ein Implantat ohne die nachgewiesenen Allergene.

>> Industrielle nachträgliche Beschichtung eines Standardimplantates mit einer Titannitrid-(TiN)-Beschichtung. Leider liegen Langzeitergebnisse für solche „Allergieimplantate" noch nicht vor, auch wenn die anfangs häufiger beobachteten Oberflächenabplatzer (Abplatzen von Beschichtungspartikeln) bei zunehmender Qualität der Beschichtung seltener werden.

Postoperative Probleme nach Prothesenimplantation mit möglicher Implantatallergie

» Akribischer, wiederholter Infektausschluss durch Gelenkpunktion mit verlängerter Laborbebrütung des gewonnenen Punktates über mindestens 14 Tage einschließlich Beimpfung von Blutkulturflaschen. Dies ist notwendig, weil mit einer Punktion allein, die keine Bakterien nachweisen konnte, eine Infektion noch nicht sicher auszuschließen ist. Die Verarbeitung des mikrobiologischen Materials sollte grundsätzlich an entsprechend erfahrenen Laboren erfolgen.

» Bei Verdacht auf eine Implantatallergie wird die Durchführung einer sog. Epikutantestreihe auf Implantate und Knochenzementbestandteile empfohlen, wenn solche verwendet wurden. Dies sollte der Dermatologe bzw. Allergologe veranlassen.

» Bei vorhandener Metall/Metall-Gleitpaarung des künstlichen Hüftgelenkes und im Röntgenbild erkennbaren Knochenabbauprozessen ist der operative Wechsel der Gleitpaarung mit Übergang auf Keramik/Polyethylen zu überlegen.

» Bei fortgesetzten diagnostischen Unsicherheiten wird empfohlen, dem Gelenk eine Gewebeprobe zu entnehmen. Deutet hier das Ergebnis auf eine Überempfindlichkeitsreaktion vom Spättyp hin, muss das Implantat ausgewechselt werden. Dies alles muss natürlich in intensiven Gesprächen zwischen Operateur und Patient erörtert werden.

ponenten zu entwickeln. Keinesfalls darf man jedoch bei einer Hautreaktion auf Metalle direkt auf eine Implantatallergie schließen, wenn auch Studien zeigen konnten, dass bei einer Metall- sowie Knochenzementkontaktallergie mit einer deutlich kürzeren Haltbarkeit des Implantates gerechnet werden muss. Umgekehrt ist es aber auch

> **WebTipp**
>
> Weitere Informationen sind über die Arbeitsgemeinschaft Implantatunverträglichkeit der Deutschen Gesellschaft für Orthopädie und Orthopädische Chirurgie zu erhalten. www.dgooc.de/gremien/arbeitsgemeinschaften/ag11-implantatunvertraeglichkeit/uebersicht

möglich, dass die vom eingebrachten Implantat freigesetzten Metallionen die Verträglichkeit gegenüber diesen Materialien herabsetzen, z.B. bei der Verwendung von Metallgleitpaarungen.

Bevor nach einer Endoprothesenimplantation an eine Allergie gedacht wird, müssen allerdings weitaus häufigere Ursachen für Beschwerden wie entzündliche Veränderungen, Schwellung und Schmerz differenzialdiagnostisch ausgeschlossen werden. Besonders geht es hier um den Ausschluss einer chronisch verlaufenden Minimalinfektion („low grade"-Infektion). Hierunter versteht man ein infektiöses Geschehen im operierten Gelenk, welches durch zumeist bakterielle Erreger verursacht wird, die wenig aggressiv sind. Solche Infektionen laufen ohne die für den medizinischen Laien erkennbaren Prozesse wie Eiterung oder allgemeine Entzündungszeichen (Fieber, Sepsis o. ä.) ab. Der Nachweis einer „low grade"-Infektion ist oft schwierig: Trotz mehrfacher Punktion am Gelenk gelingt ein Keimnachweis nicht immer. Hier ist die Zusammenarbeit mit einem kompetenten Labor unerlässlich.

Mechanische Probleme sind weitaus häufiger die Ursache für nach der Operation auftretende Beschwerden. Im Falle des Hüftgelenks können Funktionsbeeinträchtigungen durch Einklemmung (Impingementsyndrom) oder Verrenkungen mit Blockierungen hervorgerufen werden.

Bleibt so lediglich die Implantatallergie als mögliche Ursache übrig, so sollte ein Hauttest zum Nachweis allergischer Reaktionen (Epikutantest) mit entsprechenden Proben (Implantatmetall- und ggf. Knochenzementreihe) durchgeführt werden. Wenn bereits eine erneute Operation an dem betreffenden Gelenk ansteht, muss unbedingt während der Operation gewonnenes Gewebe (periimplantäres Gewebe) zur späteren feingeweblichen Untersuchung aufgehoben werden. Hierbei handelt es sich um Membrangewebe, das direkt zwischen dem Implantat und dem angrenzenden Knochen sitzt und Aussagen über die Gewebereaktion ermöglicht. Durch den Aufbau des „Münchner Implantatregisters" über die Klinik für Dermatologie und Allergologie der Universität München werden wohl weitere Allergiecharakteristika herausgearbeitet werden.

Auslöser einer Allergie sind meistens Metalle wie Nickel, Chrom und Kobalt sowie Komponenten des eventuell verwendeten Knochenzements (Acrylate und Zusatzstoffe wie Gentamycin oder Benzoylperoxid). Wenn eine nachgewiesene Metallallergie vorliegt, sollte ein Titanimplantat eingesetzt werden. Bei den modernen Hüftprothesen, wie sie beispielsweise an der Abteilung für Orthopädie und Endoprothetik der WolfartKlinik fast ausnahmslos verwendet werden, handelt es sich um Titanlegierungen, die 87 % Titan, 6 % Aluminium und 4 % Vanadium enthalten (TiAl6V4 Schmiedelegierung). Bei Hüftprothesen sollte eine Keramik/Polyethylen- oder Keramik/Keramik-Paarung (Hüftkopf/Hüftpfanneninlay) verwendet werden; hierbei sind bislang keine allergischen Reaktionen bekannt geworden.

10.5 Schmerzen nach der Operation

Zunächst steht die Analyse der Schmerzursache im Vordergrund.

In allererster Linie müssen natürlich hüftferne Schmerzquellen ausgeschlossen werden. Da eine fortgeschrittene Hüftarthrose mit einer mehr oder minder stark ausgeprägten Beugekontraktur einhergeht, d.h., das betroffene Bein kann nicht mehr ganz im Hüftgelenk gestreckt werden, resultiert eine Beckenkippung nach vorne beim Gehen. Ein solches Gangbild ist für einen Hüftkranken typisch. Um nicht nach vorne umzufallen, muss der Patient gewissermaßen kompensatorisch ins Hohlkreuz gehen und benutzt oft zusätzlich einen Gehstock, der vor dem Körper aufgesetzt wird. Diese Hohlkreuzfehlhaltung bewirkt wiederum einen enormen Druck auf die Wirbelgelenke, von denen dann bis in die rückseitigen Oberschenkel ausstrahlende Schmerzen ausgehen können. Viele Patienten klagen im Vorfeld einer Hüftoperation über Wirbelsäulenbeschwerden und man muss sorgfältig im Rahmen der Untersuchung herausarbeiten, wo der eigentliche Ursprungsort der Probleme liegt. Ist schließlich die Hüftoperation absolviert worden, braucht der Körper eine ganze Weile, um das „Fahrgestell" wieder ins Lot zu bringen. Eine Mitbehandlung der Wirbelsäule ist daher im Rahmen der krankengymnastischen Nachbehandlung sehr sinnvoll.

Unmittelbar nach der Operation sind Schmerzen im Hüft- bzw. Leistenbereich ganz normal und können sich sogar in den ersten Tagen steigern. Ursache hierfür ist, dass das oft über viele Jahre arthrotisch eingesteifte und funktionsgeminderte Hüftgelenk nun wieder vermehrt eingesetzt und belastet wird und die verkürzten und verkrampften umgebenden Weichteile sich erst lösen und lockern müssen. Diesen Umstand muss die Physiotherapie während der Nachbehandlung besonders berücksichtigen.

Mit Abschluss der Wundheilung sollten diese Symptome wieder abklingen. Länger bleibende Beschwerden, die auch nach Abschluss der Rehamaßnahme noch unvermindert bestehen, müssen in jedem Fall abgeklärt werden. Neben seltenen Nerven(dehn-)schäden kommen auch Überlastungen und hartnäckige Reizerscheinungen im Sehnenverlauf und an den Sehnenansätzen infrage. Hier hilft im Allgemeinen eine Anpassung der Übungsbehandlung. Dauerhaft bleibende Probleme werden nur selten beobachtet.

Früher haben sich gerade bei seitlichen Hüftzugängen (dabei liegt die Operationsnarbe seitlich am Oberschenkel) oft hartnäckige Schleimbeutelentzündungen über dem großen Rollhügel (Trochanter major) gebildet (Abbildung 1 b), die die betroffenen Patienten z.B. nachts beim Liegen auf der Seite aufwachen ließen und die therapeutisch sehr schwer zu beherrschen waren. Selbst verzweifelte operative Maßnahmen mit Entfernung dieser Schleimbeutel waren nicht erfolgversprechend. Auch hier bietet die Yale-Technik einen Ausweg, indem sie eine seitliche Schnittführung vermeidet; der Schleimbeutel wird nicht verletzt, vernarbt nicht und wird damit nicht gereizt.

Seltenere Ursachen für bleibende Beschwerden sind das Impingementsyndrom und die Instabilität.

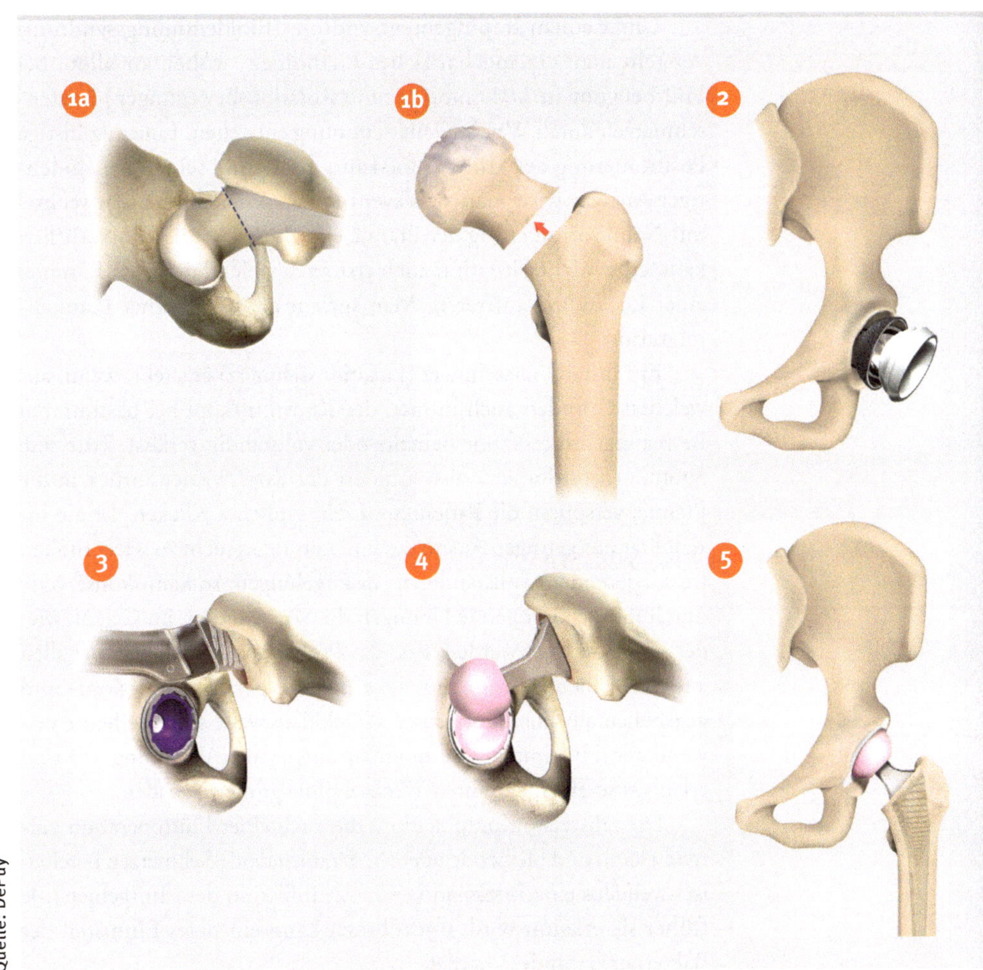

Abbildung 25: Schematische Darstellung von Schaft, Kopf, Inlay, Pfanne bei der Implantation. Arbeitsschritte:

1 a, b, Entfernung des arthrotisch verschlissenen Hüftkopfes
2 Einsetzen von Hüftpfanne und Inlay
3 Aufraspeln des Oberschenkelschaftes
4 Pfanne und Schaft sind eingesetzt
5 Kopplung des Kunstgelenks

Unter einem Impingementsyndrom (Einklemmungssyndrom) versteht man ein mechanisches Phänomen, wobei vor allem bei Hüftbeugung (u. U. kombiniert mit Rotationsbewegungen) Leistenschmerzen durch Weichteileinklemmung entstehen. Eine ungünstige Positionierung der Hüftpfanne kann der Grund sein; nach eindeutiger Analyse wird man sich eventuell zu einem Implantatwechsel mit Neupositionierung der Pfanne entschließen müssen. Natürlich kann eine solche Situation auch erst nach vielen Jahren im Rahmen einer Lockerung auftreten. Man spricht dann von einer Pfannenmigration.

Ein Instabilitätsschmerz (Luxationsschmerz) entsteht, wenn, aus welchen Gründen auch immer, der Kunsthüftkopf bei bestimmten Bewegungen die Pfanne beinahe oder vollständig verlässt. Tritt eine Spontanreposition ein, also wandert der Kopf wieder zurück in die Pfanne, verspüren die Patienten oft ein typisches Klicken. Ist die Instabilität nur geringen Ausmaßes und kommt es nicht zu wiederholten (rezidivierenden) vollständigen Auskugelungen, so kann konservativ durch muskelkräftigende Übungen die Vorspannung im Gelenk wieder so weit erhöht werden, dass das Problem verschwindet. Bei allen anderen Fällen hilft oft nur die erneute Operation mit Kopf- und gegebenenfalls Pfannenwechsel. Glücklicherweise sind die heute verwendeten Hüftimplantate modular aufgebaut (Abbildung 25) und erlauben so einen eleganten Wechsel ohne großen Schaden.

Die schwerste Komplikation, die nach einer Hüftoperation auftreten kann und bleibende oder wiederauftretende Schmerzen bereitet, ist zweifellos eine Infektion (→ S. 52, Infektion des Hüftgebiets). Je früher sie erkannt wird, umso besser kann ein tiefes Einnisten der Bakterien verhindert werden.

10.6 Vermutete Behandlungsfehler

Was soll man tun, wenn man einen Behandlungsfehler vermutet? Zunächst einmal ist es wichtig, sich zu vergegenwärtigen, dass ein und dieselbe Situation völlig unterschiedlich wahrgenommen und bewertet werden kann. Im konkreten Fall heißt das: Der betroffene Patient ist mit der Behandlung bzw. dem Behandlungsergebnis (teilweise) nicht zufrieden, der Arzt hingegen ist überzeugt, korrekt gehandelt zu haben. Häufig fällt dann der erklärende Begriff eines „schicksalhaften Verlaufes". Wer hat nun Recht? Wie klärt man die Zusammenhänge? Leider ist das direkte Gespräch des Patienten mit dem Arzt oft nicht zielführend, da Letzterer beispielsweise aus haftpflichtversicherungsrechtlichen Gründen im Vorfeld keinerlei Zugeständnisse hinsichtlich eines Behandlungsfehlers machen darf. Er verliert sonst womöglich seinen Versicherungsschutz. Dennoch sollte der behandelnde Arzt bzw. Operateur die erste Anlaufstelle für Ihre Probleme sein.

Zur primären Klärung eignen sich daher die von den Landesärztekammern eingesetzten gutachterlichen Schlichtungsstellen. Das Verfahren ist für die Beteiligten kostenlos. Erst danach wird klar, ob der Fall zu den Akten gelegt werden kann oder ob sich eine zivilrechtliche Klage anschließen könnte. An dieser Stelle müssen jedoch allzu euphorische Erwartungen der Patienten enttäuscht werden: Bei einer Hüftoperation handelt es sich eben gerade nicht um einen Werkvertrag wie beispielsweise im Handwerk, bei dem der Leistungserbringer, in diesem Fall der Arzt, eine definierte Leistung schuldet, sondern der Behandlungsablauf (Einbau eines Hüftgelenkes) unterliegt einer schicksalhaften Komponente, die außerhalb des planbaren Bereiches liegt und damit nicht justiziabel ist.

Die Kehrseite der Medaille ist, dass sich die Zahl der vor die einzelnen Gutachterkommissonen getragenen Fälle mit bundesweit ca. 10.000 Anträgen im Jahre 2000 seit 1978 etwa verzehnfacht hat; auch wenn in etwa 70% der Fälle eine Prüfung des Sachverhalts die geltend gemachten Ansprüche als unbegründet einstufte.

11 Kommen Kosten auf den Patienten zu?

Der Einbau eines künstlichen Hüftgelenks stellt eine Regelleistung sowohl der gesetzlichen wie auch der privaten Krankenversicherer dar. Das heißt, alle regulären Kosten werden übernommen.

Ein künstliches Hüftgelenk ist billiger, als sich viele Menschen vorstellen: Die Kosten setzen sich aus der Fallpauschale für das Krankenhaus und dem ärztlichen Honorar sowie im Falle der Hüftoperation aus Kosten für technische Hilfsmittel wie Gehstützen, Bandagen, Toilettensitzerhöhung und Greifzange zusammen. Das ärztliche Honorar wird bei den gesetzlichen Krankenkassen über die kassenärztlichen Vereinigungen abgerechnet und von allen hinzugezogenen Ärzten berechnet, wie Operateur, Anästhesist und hinzugezogene Konsiliarärzte anderer Disziplinen wie Internist, Neurologe oder Mikrobiologe. Schließlich rechnet die Rehaklinik auch auf der Grundlage einer Fallpauschale ab.

Der Unterschied bei privat versicherten Patienten und Selbstzahlern besteht in der Regel darin, dass alle Leistungserbringer nicht über die KV (kassenärztliche Vereinigung) oder direkt mit der Krankenkasse abrechnen, sondern zunächst dem Patienten eine Rechnung stellen, die dieser an seine Privatkrankenversicherung weiterreichen kann. Dies erscheint auf den ersten Blick umständlicher, erlaubt jedoch im Gegensatz zum Verfahren der gesetzlichen Krankenversicherung eine vollständige Transparenz der erbrachten Leistungen. Nachteilig kann sein, dass die der ärztlichen Abrechnung zugrunde gelegte GOÄ (Gebührenordnung für Ärzte) z.T. von den Leistungserbringern (Ärzten) und Leistungserstattern (Privatversicherern) unterschiedlich interpretiert wird. Es kann so zu strittigen Differenzbeträgen kommen. Ursächlich für dieses Dilemma ist die mittlerweile als historisch zu betrachtende Gebührenordnung, die der rasanten Entwicklung der medizinischen Prozeduren nicht folgen konnte und hoffnungslos veraltet ist. Im Moment ist daher eine Novellierung der GOÄ geplant, die dann die Beteiligten in naher Zukunft zufriedenstellen soll.

Viele Patienten sind verunsichert und stellen im Rahmen der OP-Vorbereitung die Frage nach eventuell zu leistenden Zuzahlungen. Auch ist oft unklar, ob durch eine Aufzahlung eine bessere Behandlung

Übrigens

Heutzutage ist medizinisch und technisch sehr viel mehr möglich, als vom Kostenträger finanziert werden kann. Die Schwierigkeit besteht nun für den Patienten darin, zwischen sinnvollen und weniger sinnvollen Angeboten abzuwägen.

und ein besseres bzw. teureres Implantat zu bekommen sei. Hierzu sei festgestellt, dass alle über die Krankenkassen versicherten Leistungen grundsätzlich dem in Deutschland sehr hohen Standard entsprechen. Allerdings ist die genaue Definition eines solchen Standards auch Gegenstand politischer Diskussionen.

Führt man sich beide Versicherungssysteme – gesetzliche und private – im Hinblick auf eine Hüftgelenkoperation vor Augen, stellt sich direkt die Frage: Was ist besser? Bin ich im System der GKV vernünftig bedient oder ist die Behandlung als Privatpatient überlegen? Natürlich ist es kein Geheimnis, dass die Bundesrepublik in Bezug auf die Gesundheitsversorgung der Bevölkerung ein Zwei-Klassen-System bietet: Die kapitalgedeckte Privatversicherung ist teurer, schließt aber mehr und bessere Leistungen ein (Ein- oder Zweibettzimmer, Chefarztbehandlung, Serviceleistungen der Privatstation, aber auch optionale Leistungen wie Knochendichtemessungen etc., die im Leistungskatalog der GKV nicht enthalten sind). Leider ist sie nicht allen Bevölkerungsgruppen zugänglich, da der Eintritt in die PKV einkommensabhängig geregelt ist. Daher gebietet es die Verantwortung der Leistungserbringer, grundsätzlich die gleichen OP-Bedingungen zu schaffen und auch das gleiche hochwertige Implantat zu verwenden. Aber jenseits des von der GKV definierten Standards existieren zahlreiche Optionen für gesetzlich Versicherte: Man sollte sich fragen:

» Leiste ich mir vor der Operation z.B. eine Knochendichtemessung, damit die Wahl des geeigneten Implantates besser zu planen ist?

» Möchte ich vom Chef behandelt und operiert werden oder überlasse ich das den ärztlichen Kollegen?

» Möchte ich, dass mein Operateur noch präziser und genauer arbeitet, indem er die Wahl des Implantates und dessen Positionierung z.B. mittels eines intraoperativen infrarotgesteuerten Navigationssystems optimiert?

» Wird der Aufenthalt im Ein- oder Zweibettzimmer meiner Genesung zuträglicher sein als im Mehrbettzimmer?

» Lohnt der Abschluss einer privaten Zusatzversicherung, um damit in den Genuss der Privatbehandlung mit allen Privilegien im Fall einer Hüftoperation zu kommen? Natürlich müssten dabei die vorgeschriebenen Wartezeiten zwischen Vertragsabschluss und Operation – in der Regel neun Monate – beachtet werden.

Diese Liste ließe sich mühelos fortsetzen. Klar wird, dass sich der Patient sehr viel differenzierter mit der Problematik auseinandersetzen muss. Die aktuelle politische Debatte über die Chancen einer Kostenerstattungsregelung geht in diese Richtung.

12 Welche sozialmedizinischen Vergünstigungen sind möglich?

12.1 Steuerliche Aspekte, Nachteilsausgleich

Das Bundesministerium für Arbeit und Soziales hat die Versorgungsmedizinverordnung (VersMedV) erlassen. Darin sind die versorgungsmedizinischen Grundsätze formuliert, die die Anhaltspunkte für die ärztliche Gutachtertätigkeit zum 1.1.2009 abgelöst haben und seitdem ständig überarbeitet wurden. Der operierte Patient muss beim zuständigen Versorgungsamt einen Antrag auf Feststellung einer Behinderung stellen.

Anerkennungsfähig sind nur solche Gesundheitsstörungen, die dauerhaft – also für mindestens sechs Monate – vorliegen. Dies ist sicher im Falle des endoprothetischen Hüftgelenkersatzes gegeben. Gemäß der gültigen Fassung gelten nach dem Schwerbehindertenrecht (Teil 2 SGB IX) folgende Mindest-GdB-Sätze nach einer Hüftgelenkimplantation:

>> Einseitiger Hüftgelenkersatz: Grad der Behinderung (GdB) 10
>> Beiderseitiger Hüftgelenkersatz: Grad der Behinderung (GdB) 20

TelefonTipp

Für weitergehende Fragen hat das Bundesministerium für Arbeit und Soziales (www.bmas.de) ein Bürgertelefon eingerichtet, z.B. bei:

>> Fragen zur Rente: Tel. 030 / 221 911 001
>> Infos für behinderte Menschen: Tel. 030 / 221 911 006

WebTipp

Informationen zu den Merkzeichen im Schwerbehindertenausweis gibt es unter www.zbfs.bayern.de/menschen-behinderung/ausweis/merkzeichen

Hierbei handelt es sich nicht um Prozentsätze, wie zum Beispiel bei der Minderung der Erwerbsfähigkeit (MdE), die auf die Leistungsfähigkeit auf dem allgemeinen Arbeitsmarkt bezogen wird. Der Grad der Behinderung (GdB) stellt einen Betrag dar.

Gemäß dieser „versorgungsmedizinischen Grundsätze" wird der Schwerbehindertenstatus mit einem Grad der Behinderung (GdB) von 50 erreicht. Damit sind gewisse soziale Nachteilsausgleiche verbunden wie Steuererleichterungen und Einschränkungen der Kündbarkeit eines Arbeitsverhältnisses. Dieser Grad liegt aber nicht vor, selbst wenn der Betroffene beide Hüftgelenke ersetzt bekam. Die gesetzlichen Regelungen erlauben jedoch einen gewissen Bewertungsspielraum, der berücksichtigen soll, dass nicht alle Ergebnisse nach einem Hüftgelenkersatz vergleichbar sind. So können Beinlängendifferenzen oder Beckenfehlstellungen bis hin zu Instabilitäten oder gravierenden Funktionseinschränkungen zu einer höheren Bewertung führen.

Das Merkzeichen „G" nach § 146 Abs. 1 SGB IX und § 9 EstG bedeutet, dass ein behinderter Mensch in seiner Bewegungsfähigkeit im Straßenverkehr erheblich beeinträchtigt ist. In seiner Bewegungsfähigkeit im Straßenverkehr erheblich beeinträchtigt ist, wer infolge einer Einschränkung des Gehvermögens (…) nicht ohne erhebliche Schwierigkeiten oder nicht ohne Gefahren für sich oder andere Wegstrecken im Ortsverkehr zurückzulegen vermag, die üblicherweise noch zu Fuß zurückgelegt werden. Wichtig ist in diesem Zusammenhang bei der Prüfung dieser Frage, dass es hierbei nicht auf die konkreten örtlichen Verhältnisse des Einzelfalles ankommt. Als ortsübliche Wegstrecke in diesem Sinne gilt eine Strecke von etwa zwei Kilometern, die in ungefähr einer halben Stunde zurückgelegt werden kann. Neben anderen Kriterien sind die Voraussetzungen für die Annahme einer solchen erheblichen Beeinträchtigung der Bewegungsfähigkeit im Straßenverkehr erfüllt, wenn die Funktionsstörungen der unteren Gliedmaßen oder der Lendenwirbelsäule, die sich auf die Gehfähigkeit auswirken, für sich einen GdB von wenigstens 50 erreichen.Damit sind z.B. auch nach dem Ersatz beider Hüftgelenke die Voraussetzungen für die Zuteilung des Merkzeichens „G" grundsätzlich noch nicht erfüllt; es müssen nun, um diesen Status zu erreichen, weitere Erschwernisse dazukommen und vom Versorgungsamt bestätigt werden.

Das Merkzeichen „aG" für eine außergewöhnliche Gehbehinderung wird nach einem Hüftgelenkersatz praktisch nie erreicht: Dieser Nachteilsausgleich ist reserviert für doppelt Oberschenkelamputierte oder Rollstuhlfahrer oder Betroffene, die in Bezug auf Ihre Mobilität diesen gleichzustellen wären. Erst dann ist die beispielsweise in Großstädten sehr begehrte Gewährung von Parkerleichterungen möglich.

12.2 Erwerbsunfähigkeitsrente und Teilerwerbsunfähigkeitsrente

Selbst wenn die Funktionsstörungen des Hüftgelenks oder beider Hüftgelenke so gravierend sind, dass eine stehende und gehende Arbeit nicht mehr ausgeführt werden kann, so ist eine sitzende Tätigkeit unter Entlastung der Hüftgelenke im Allgemeinen noch möglich. Nicht erwerbsgemindert ist nach dem Gesetzestext, wer unter den üblichen Bedingungen des allgemeinen Arbeitsmarktes täglich mindestens sechs Stunden erwerbstätig sein kann. Findet man unter solch eingeschränkten Bedingungen keinen geeigneten Arbeitsplatz, so stellt dies ein Risiko dar, das in die Zuständigkeit der Arbeitslosenversicherung fällt, jedoch nicht zur Gewährung der EU-Rente befähigt. Das Risiko der Berufsunfähigkeit, z.B. als Folge einer Hüftgelenkoperation, wurde per Gesetz aus dem Leistungsspektrum der Rentenversicherung herausgenommen.

In diesem Sinne lassen sich also hüftbezogen zwar zahlreiche qualitative Leistungseinschränkungen, hingegen keine quantitativen Leistungsbeeinträchtigungen formulieren. Ein hüfterkrankter Patient sei schließlich im Allgemeinen noch in der Lage, vollschichtig sitzend zu arbeiten.

Ausnahmen bestätigen hier wie überall die Regel: So sind spezielle medizinische Konstellationen denkbar, die praktisch zu Erwerbsunfähigkeit führen. Erwerbsunfähig ist, wer nicht mehr in der Lage ist, zumindest 50% der Arbeitsleistung eines vergleichbaren Arbeitnehmers aufgrund seiner dauerhaften Beeinträchtigungen auf dem allgemeinen Arbeitsmarkt zu erbringen.

12.3 Private Unfallversicherung

Lediglich eine dauerhaft bleibende Beeinträchtigung der körperlichen Leistungsfähigkeit bzw. die verbliebene Funktionseinbuße der betroffenen Gliedmaßen rechtfertigt einen Anspruch auf eine Invaliditätsleistung. Maßgeblich sind hier allein die medizinischen Befunde.

Unfallfolgen müssen innerhalb eines Jahres ab Unfalltag eingetreten sein und mindestens drei Monate später ärztlich bescheinigt und dem Versicherungsträger mitgeteilt werden. Spätestens am Ende des dritten Unfalljahres muss der eventuell bleibende Dauerschaden reguliert werden.

Die Schadensbemessung erfolgt nach der Gliedertaxe. Der Verlust oder die vollständige Gebrauchsunfähigkeit eines Beines über der Mitte des Oberschenkels (Beinwert) wird mit einer Invalidität nach der Gliedertaxe von 70% bewertet. Bezogen auf die Situation nach einem Hüftgelenkersatz werden folgende Beinwerte vorgeschlagen (nach Thomann, Schröter, Grosser – Orthopädisch-unfallchirurgische Begutachtung – Urban & Fischer München 2009):

>> Totalendoprothese der Hüfte mit guter Funktion: 7/20 Beinwert
>> Totalendoprothese der Hüfte mit konzentrischer Bewegungseinschränkung um ein Drittel: 5/10 Beinwert
>> Totalendoprothese der Hüfte mit konzentrischer Bewegungseinschränkung um die Hälfte: 6/10 Beinwert
>> Totalendoprothese der Hüfte mit nachfolgender Resektion (z.B. als Infektfolge): 7/10 Beinwert

Voraussetzung bleibt natürlich die Forderung, dass die zu entschädigenden Folgen, hier also die Notwendigkeit einer Hüftprothesenimplantation, zweifelsfrei als Folgen des versicherten Unfalls nachgewiesen werden müssen. Wenn der Schaden nur teilweise Folge des versicherten Unfalls ist, muss zur eindeutigen Abgrenzung ein Gutachten erstellt werden

12.4 Gesetzliche Unfallversicherung

Versicherungsfälle der gesetzlichen Unfallversicherung stellen Arbeitsunfälle und Berufskrankheiten dar. Träger der gesetzlichen Unfallversicherung sind die Berufsgenossenschaften. Wichtig ist in diesem Zusammenhang die Frage, ob nach der maßgeblichen Theorie der wesentlichen Bedingung der Unfall vielleicht nur den Charakter einer „unwesentlichen Teilursache" (Gelegenheitsursache) hat. In Bezug auf das Hüftgelenk wäre damit eine Hüftprothesenimplantation als Folge eines Hüftkopfeinbruches dann nicht versichert, wenn der angeschuldigte Hüftkopfeinbruch lediglich Folge einer vom Unfall unabhängigen Hüftkopfnekrose wäre. Der Unfall z.B. als Fehltritt wäre dann nur unmittelbar Auslöser gewesen.

Hat sich beispielsweise eine Hüftgelenkarthrose als Folge eines berufsgenossenschaftlich versicherten Unfalls (Arbeitsunfall) nach einem hüftgelenknahen Knochenbruch entwickelt, so ist für deren Behandlung die zuständige Berufsgenossenschaft verantwortlicher Kostenträger. Es handelt sich dann um eine „besondere Heilbehandlung". Dabei gilt jedoch zu beachten, dass diese besondere Heilbehandlung nur von Ärzten durchgeführt werden kann, die von den Unfallversicherungsträgern gesondert beteiligt oder von diesen hinzugezogen sind (H-Ärzte, D-Ärzte, §6-Kliniken).

Gegenwärtig unterliegt diese BG-Zulassung jedoch einer Neuordnung; die genauen Durchführungsbestimmungen sind noch nicht endgültig geregelt.

Ist dann die Zuständigkeit der gesetzlichen Unfallversicherung gegeben, so muss die unfallbedingte Minderung der Erwerbsfähigkeit (MdE) geschätzt werden. Es erfolgt eine abstrakte Schadensbemessung bezüglich der Beeinträchtigung der Leistungsfähigkeit auf dem gesamten Gebiet des Erwerbslebens. Etabliert haben sich sog. Eckwerttabellen. Für das Hüftgelenk gelten (nach Thomann, Schröter, Grosser – Orthopädisch-unfallchirurgische Begutachtung – Urban & Fischer München 2009):

>> Totalendoprothese der Hüfte mit guter Funktion: MdE 20%
>> Totalendoprothese der Hüfte mit Einschränkung der Hüftbeugung um 30°: MdE 30%
>> Totalendoprothese der Hüfte mit Einschränkung der Hüftbeugung um 80°: MdE 40%
>> Totalendoprothese der Hüfte mit nachfolgender Resektion und dauerhafter Entfernung des Gelenkes: MdE 50%

13 Ausblick

Grundsätzlich ist ein geringer, allmählicher Verschleiß des künstlichen Hüftgelenks nicht zu verhindern, da es aufgrund der auf der Erde geltenden Gravitationsgesetze kein Perpetuum mobile gibt – also übertragen auf das Hüftgelenk ein mechanisches Modell, welches bei unbegrenzter Lebensdauer verschleißfrei arbeitet. Lediglich Näherungen an dieses Ideal sind möglich. Unterstellt man bei einem durchschnittlich aktiven und mobilen Erwachsenen etwa eine Million Bewegungszyklen, die jedes Jahr mit dem Hüftgelenk vollzogen werden (ein Bewegungszyklus ist z.B. eine Streckung des Beines gefolgt von einer Beugung im Hüftgelenk), so bedeutet dies, dass ein erfolgreiches Implantat 20 Millionen solcher Zyklen verschleißfrei absolvieren muss. Irgendwann ist es jedoch unausweichlich, dass sich erste Moleküle (z.B. aus dem Polyethylen-Inlay) herauslösen und einen Teufelskreis in Gang setzen: Die freigesetzten Partikel führen zu einem zunehmenden Kongruenzverlust des Gelenks und beschleunigen so den Verschleiß. Das Gelenk schlägt aus.

Glücklicherweise sind die heute verwendeten Inlays qualitativ hochwertiger (z.B. durch spezielle Härtung UMWHH), sodass dieser Prozess sehr viel seltener beobachtet wird. Dieses „Polyethylen-Versagen" ist übrigens ein Hauptgrund für die Routinenachsorgeuntersuchungen: Am Anfang kann der Verschleißablauf nämlich völlig schmerzfrei und damit unerkannt ablaufen (→ S.42 Nachsorge und Kontrollen). Durch die fortschreitende Forschung wird es künftig eventuell individualisierte Prothesentypen geben, die z.B. im 3-D-

Druck-Verfahren hergestellt wurden, oder „intelligente", mit Sensoren ausgerüstete Prothesen, die kritische Prothesendaten erfassen, die über einen PC abgerufen und analysiert werden können.

So ist auch im sechsten Jahrzehnt der modernen Endoprothetik das Ende der Forschung und Entwicklung in diesem Bereich noch längst nicht abzusehen.

Implantat früher und heute

>> Kaum jemand weiß, dass bereits im Jahre 1890 erstmalig der Einbau eines künstlichen Hüftgelenks durch Prof. Gluck in Berlin vorgenommen wurde.

>> Damals in Unkenntnis der Asepsis (also des keimfreien Arbeitens im OP) und ohne Verfügbarkeit der erst im 2. Weltkrieg entwickelten Antibiotika (Fleming 1943) war den Prothesen nur eine kurze Lebensdauer beschieden und die Versuche wurden bald abgebrochen.

>> Nach weiteren mehr oder weniger erfolgreichen Ansätzen in den 1930-iger und 1940-iger Jahren gelang 1959 u.a. mit der Einführung des Knochenzemetes Prof. Charnley der Durchbruch, der damit den Beginn der neuzeitlichen Ära der Endoprothetik definierte. Dafür und für viele andere Verdienste im Bereich der orthopädischen Chirurgie wurde er im Jahre 1977 von der englischen Königin geadelt.

>> Heutzutage ist das Ziel maximaler Reibungsminimierung bei gleichzeitig guter Kraftkoppelung zu erreichen. Die modernen Materialien ermöglichen eine Realisierung dieses Konzeptes und erlauben so Prothesenstandzeiten von 20 Jahren und mehr. Voraussetzung für eine derartige Lebensdauer ist neben der optimalen Fertigungstechnik die korrekte Platzierung der einzelnen Komponenten.

Fachbegriffe

AMIS: **A**nterior **M**inimal **I**nvasive **S**urgery. Spezielle operative Zugangstechnik vorne am Hüftgelenk. Ein spezieller Extensionstisch zur Patientenlagerung wird benötigt.

Antiluxationsbandage: Hüftbandage zur externen Stabilisierung nach einer Hüftgelenkoperation. Unterstützt den Patienten bei der Wiedergewinnung der muskulären Kontrolle über das Hüftgelenk und verhindert eine Luxation (→ Luxation). An der WolfartKlinik wird die sog. Yale-Bandage (→ Yale-Technik) für vier Wochen nach der Operation angelegt; der akut stationäre Aufenthalt und die nachfolgenden drei Wochen Reha werden mit Hüftbandage absolviert. Der Patient kann mit angelegter Bandage voll belasten und hat ein sicheres Gefühl.

Arthroplastische Verfahren: Minimalinvasiver Eingriff zur Beseitigung kleinerer mechanischer Störfaktoren im Gelenk. Es wird noch kein Implantat verwendet.

Arthritis: → Hüftarthritis

Arthrose: → Hüftarthrose

Arthroskopie: → Hüftspiegelung

Aufwachstation: Meist dem Operationssaal angegliederter Raum, in dem die Patienten nach einer Hüftgelenkoperation überwacht werden, bis sie vollständig aus der Narkose aufgewacht sind. Kontinuierliche Messung von Blutdruck, Puls und evtl. Sauerstoffsättigung. Erst nach Stabilisierung wird der Patient auf die Normalstation verlegt.

Beinlänge: Wesentlicher zu rekonstruierender Parameter beim Hüftgelenkersatz. Um nach der Operation ein harmonisches Gangbild bei Beinlängengleichheit und guter Kraftübertragung auf das

Kunstgelenk zu sichern, sollten Beinlänge und Offset (→ Offset) rekonstruiert werden.

Biofilm: Von Mikroorganismen, in der Regel Bakterien, erzeugte Schleimschicht. Entsteht innerhalb von Minuten oder Stunden, wenn ein Kunstimplantat bakteriell besiedelt wird. Die Bakterien schützen sich so vor Abwehrreaktionen des Körpers und sind u.a. für Antibiotika schlecht erreichbar. Das Eintreten einer tiefen Hüftinfektion erfordert rasches chirurgisches Vorgehen mit Entfernung des Implantates zur Sanierung des Biofilms.

Cell saver: Medizinisches Gerät, das während der Hüftoperation verloren gegangenes eigenes Blut zentrifugiert und reinigt und es dem Körper wieder zuführt. Damit sinkt der Bedarf an Fremdblutspenden und Bluttransfusionen.

Computertomographie (CT): Bildgebendes Verfahren in der Radiologie. Das computergestützte Schnittbildverfahren verwendet Röntgenstrahlen oder andere ionisierende Strahlen. Schwerpunkt ist die Darstellung feiner knöcherner Strukturen. Ein Nachteil ist die Strahlenbelastung des Patienten.

Coxarthrose: → Hüftarthrose

Coxitis / Coxarthritis: → Hüftarthritis

Coxitis fugax: → Hüftschnupfen

Dezentrierung: Verschiebung des Prothesenkopfes in der Hüftpfanne: Der Hüftkopf sitzt dann exzentrisch in der Kunstpfanne. Untrügliches Zeichen für den Verschleiß des Polyethylenlagers. Zeitpunkt zum Austausch des Lagers, um weitere Folgeschäden wie Granulomentwicklung (→ Granulom) oder Auslockerung der Prothese zu verhindern.

Endoprothese → Prothese

Epikutantest: Allergietest auf der Haut, um zu ermitteln, ob und bei welchen Substanzen eine Kontaktallergie vorliegt. Kann vor einer Hüftimplantation durchgeführt werden, um erste Erkenntnisse für das Vorliegen einer Metallunverträglichkeit zu erlangen. Es ist aber nicht statthaft, von einer Hautreaktion direkt auf eine Implantatallergie zu schließen (→ Implantatallergie).

Fallpauschale: Form der Vergütung von Leistungen im Krankenhaus, bei der die Krankenkasse pro Behandlungsfall pauschal zahlt – also unabhängig von Art und Menge der tatsächlich erbrachten Einzelleistungen. Erfolgt z.B. bei einer Hüftgelenkoperation.

Gleitpaarung: → Inlay. Zwischen Pfanneninlay und Hüftkopf findet der eigentliche Abrieb bei der Bewegung statt, der die Standzeit (→ Standzeit) der Hüftprothese wesentlich bestimmt.

Granulom: Entzündungsbedingte knötchenförmige Gewebeneubildung. Bei Freisetzung von Polyethylenpartikeln aus einer verschlissenen Pfanne kann der Körper als Reaktion die kleinen Fremdkörper abkapseln und ein entzündliches Granulom entwickeln. Folgeschäden sind möglich und erfordern evtl. eine Wechseloperation mit Austausch des Polyethylenlagers oder gar der gesamten Prothese.

Heparininjektion: Heparinspritze zur Thromboseprophylaxe (→ Thrombose). Da eine hüftgelenknahe Operation wie der Ersatz des Hüftgelenks mit einer erhöhten Thrombosegefahr einhergeht, ist für die Dauer des Krankenhausaufenthalts und der nachfolgenden Rehabilitation konsequentes Spritzen moderner niedermolekularer Heparine erforderlich. Subkutane Verabreichung (unter die Haut). Bei Marcumarpatienten kommt Heparin schon vor dem Eingriff zum Einsatz, um das Marcumar rechtzeitig absetzen zu können.

Hospitalkeime: Teilweise oder vollständig gegen Antibiotika resistente Bakterien, die eine Infektion eines OP-Gebiets sehr komplizieren und die Behandlung erschweren können. Stringente Hygienemaßnahmen und Screening-Tests sind erforderlich.

Hüftarthritis: Hüftgelenkentzündung. Anzeichen sind Schmerzen, Überwärmung, Schwellung und/oder Bewegungseinschränkung im Hüftgelenk. Spätfolge ist oft ein Funktionsverlust des Gelenks mit Zerstörung bestimmter Gelenkbestandteile. Hüftarthrose kann auch eine Spätfolge der Hüftarthritis sein (→ Hüftarthrose).

Hüftarthrose: Hüftgelenkverschleiß. Degenerative Erkrankung des Hüftgelenks, insbesondere im hohen Alter. Der Verschleiß geht mit einer Schädigung von Knorpeloberfläche, Hüftpfanne und Hüftkopf einher. Ursächlich ist ein Missverhältnis zwischen Gelenkbelastung und Belastbarkeit des Knorpels.

Hüftdysplasie: Angeborene oder erworbene Fehlstellungen des Hüftgelenks aufgrund gestörter Verknöcherung des Hüftgelenks bei Neugeborenen. Mädchen sind häufiger betroffen als Jungen. Begünstigend wirkt eine Beckenendlage während der Schwangerschaft. Über Früherkennung kann man beim noch reifenden und wachsenden Skelett durch entsprechende Maßnahmen entgegenwirken. So wurde nach Einführung des Hüftscreenings in der 4. bis 6. Lebenswoche (→ Hüftscreening) die Prognose der Hüftdysplasie deutlich verbessert. Ohne Behandlung kommt es bei schweren Formen zu bleibenden Schädigungen des Hüftgelenks, deren Endzustand die Hüftgelenkarthrose (→ Hüftarthrose) darstellt. Da die Hüftdysplasie viele Jahre symptomfrei verläuft, wird sie oft erst spät erkannt, wenn bereits fehlbelastungsbedingte Schäden etabliert sind.

Hüftgelenkersatz: Einbau eines künstlichen Hüftgelenks.

Hüftimpingement: Anlagebedingte Formstörung des Schenkelhalses und/oder des Pfannenrandes, die zu einem schmerzhaften „Einklemmphänomen" (engl. „impinge"= einklemmen) durch Knochenkontakt führt und eine der häufigeren Ursachen für eine Arthroseentstehung ist. Therapeutisch hilft eine operative Entfernung der störenden Knochenvorsprünge; dies ist auch minimalinvasiv möglich.

Hüftkopfgleiten: Jugendliche Hüftkopflösung: Das obere Ende des Oberschenkelknochens (Epiphyse), das den Gelenkkopf für das Hüftgelenk trägt, löst sich vom restlichen Knochen. Tritt nur bei Kindern auf, weil nur bei ihnen der knorpelige Wachstumsspalt zwischen Epiphyse und Diaphyse noch aktiv ist. Erkrankungsalter 10. bis 14. Lebensjahr, wobei Jungen häufiger als Mädchen betroffen sind (3:1). Typischerweise sind die erkrankten Kinder deutlich übergewichtig. Als Ursache wird eine Hormonstörung angenommen. Die Behandlung erfolgt operativ. Da die zugrunde liegende Störung auch die zunächst nicht erkrankte Seite betrifft, muss prophylaktisch auch das gegenseitige Hüftgelenk behandelt werden.

Hüftkopf/-schaft/-pfanne: Bestandteile einer modernen Hüftprothese.

Hüftreifungsstörung: → Hüftdysplasie

Hüftschnupfen: Coxitis fugax. Vorübergehende, nicht infektiöse Entzündung des Hüftgelenks. Äußert sich in plötzlich auftretenden Schmerzen, die bis ins Knie ausstrahlen, sowie Humpeln. Tritt meist bei Kindern (häufiger Jungen) im Alter von 3 bis 10 Jahren auf, verschwindet innerhalb von 1 bis 2 Wochen spontan. Die Diagnose stellt der Orthopäde per Sonographie, wobei ein Gelenkerguss deutlich sichtbar ist. Wichtig ist die Abgrenzung zur sehr viel gefährlicheren Perthes'sche Erkrankung (→ Perthes'sche Erkrankung).

Hüftscreening: Kontrolluntersuchung der Hüfte zur Früherkennung der angeborenen Hüftdysplasie (→ Hüftdysplasie). In Deutschland wurde das Hüftscreening orthopädisch an die U3-Untersuchung in der 4. bis 6. Lebenswoche gekoppelt.

Hüftspiegelung: Hüftgelenkarthroskopie. Wird nur mit sehr engem Indikationsspektrum eingesetzt. Schwerpunkte der hüftarthroskopischen Operation liegen in der Entfernung von freien Gelenkkörpern (d.h. Knorpel-Knochenbruch-Stücken, die die Mechanik des Gelenks behindern könnten) sowie in der Entfernung von störenden entzündlichen Veränderungen an der Gelenkschleimhaut. Weiterer Schwerpunkt ist die Feststellung der Schwere einer Hüftgelenkschädigung sowie die Behandlung geeigneter Fälle bei Hüftimpingement. In der Arthrosetherapie spielt die Hüftgelenkspiegelung nur eine untergeordnete Rolle.

Hüft-TEP: → Totalendoprothese

Hyaluronsäureinjektion: Einspritzung von Hyaluronsäurepräparaten in arthrosegeschädigte Gelenke (→ Hüftarthrose), um das Gelenk zu schmieren und als Stoßdämpfer zu wirken (Knorpeltherapie). Im Falle des Hüftgelenks muss dies unter Röntgenkontrolle durchgeführt werden, um das Gelenk sicher ohne Schädigung der Begleitstrukturen zu erreichen. Hyaluronsäure ist ein Glycosaminglycan, das einen wichtigen Bestandteil des Bindegewebes darstellt. Sie ist Hauptbestandteil der Gelenkflüssigkeit und wirkt als Schmiermittel bei allen Gelenkbewegungen.

Hybridverfahren: Zwei unterschiedliche Verankerungsverfahren werden gleichzeitig eingesetzt. Beispielsweise wird die künstliche Hüftpfanne zementfrei eingepresst, der Hüftschaft aber zementiert eingebracht.

IGeL: Individuelle Gesundheitsleistung. Angebote der Medizin, die nicht durch die gesetzlichen Krankenkassen und teilweise auch nicht von den privaten Krankenkassen übernommen werden. Die Tatsache, dass IGeL-Leistungen nicht von den Krankenkassen übernommen werden, bedeutet nicht automatisch, dass es sich um unsinnige Leistungen handelt. Sinnvoll im Bereich Hüftendoprothetik ist die präoperative Knochendichtemessung. Hingegen gibt es individuelle Gesundheitsleistungen, die wohl am ökonomischen Interesse der Leistungsanbieter ausgerichtet sind.

Implantatallergie: Reaktion des Organismus auf die implantierten Prothesenbestandteile, i. A. auf die Metalllegierungen. Ist unter Verwendung von modernen titanlegierten Implantaten äußerst selten und muss sorgfältig von den wesentlich häufigeren entzündlichen Veränderungen abgegrenzt werden. Im Falle einer vermuteten Implantatallergie gibt es eine entsprechende Empfehlung für das weitere Vorgehen.

Inert: Als chemisch „inert" bezeichnet man Substanzen, die unter gegebenen Bedingungen mit potenziellen Reaktionspartnern nicht oder nur in äußerst geringem Maße reagieren. Im Falle der Hüftprothetik gilt das Metall Titan als chemisch inert: Titanprothesen werden vom Organismus in der Regel sehr gut vertragen; eine für den Organismus schädigende Wechselwirkung kann weitgehend ausgeschlossen werden. Titan findet auch in anderen Bereichen, wie Zahnheilkunde und HNO-Heilkunde, Verwendung.

Inkongruenz: Im Falle der Hüftgelenkarthrose (→ Hüftarthrose) strukturelle Veränderungen der am Gelenk beteiligten Knochen, die die Belastungszone des Gelenkes mindern, sodass auch die unter Normalbedingungen auftretenden Drücke ausreichen, um den Gelenkknorpel dauerhaft zu schädigen. Es kommt zur Arthrose, da aufgrund des Verlustes der Formschlüssigkeit des Gelenks dieses dann mittels eines Kunstgelenks ersetzt werden muss.

Inlay: Einsatz aus Polyethylen, Keramik oder Metall in die implantierte Hüftpfanne.

Instabilität: Instabiles Hüftgelenk: Unvollständiges Herausgleiten des Hüftkopfes aus der Hüftpfanne, ohne dass es zur kompletten Hüftgelenkverrenkung (→ Luxation) kommt. Ist im Allgemeinen muskulär bedingt und kann durch Muskeltraining wieder kompensiert werden.

Interface: Knochen-Implantat-Interface: Grenzzone zwischen Hüftgelenkimplantat und umgebenden Knochen. Im Falle einer zementfreien Prothesenimplantation soll hier der körpereigene Knochen an die Titanoberfläche des Implantates heranwachsen. Im Falle einer zementierten Hüftgelenkprothese wird das Interface durch den Knochenzement ausgefüllt. Die Beschaffenheit des Interfaces ist zur Beurteilung der Standfestigkeit eines Implantates wichtig.

Kernspintomographie (MRT, MR): Bildgebendes Verfahren. Magnetresonanztomographie. Schnittbildverfahren, das starke Magnetfelder und elektromagnetische Wechselfelder im Radiofrequenzbereich verwendet. Lässt eine Beurteilung der Organe zu, kann Knorpel sowie die Durchblutungs- und Ernährungsverhältnisse von Gelenken und Knochen darstellen. Keine Strahlenbelastung für den Patienten.

Knochendichtemessung: Osteodensitometrie. Verfahren zur Bestimmung der Dichte bzw. des Kalksalzgehalts eines bestimmten Knochens. Menschen mit vermindertem Kalksalzgehalt haben ein erhöhtes Risiko für Knochenbrüche. Damit ist das Anwendungsgebiet der Knochendichtemessung in erster Linie die Osteoporosediagnostik (→ Osteoporose). Im Vorfeld einer Hüftgelenkersatzoperation ist die Kenntnis der Knochenqualität für die Wahl des Implantates (zementfrei/zementiert) von großer Bedeutung.

Knochen-Implantat-Interface: → Interface

Kontraktur: Verkürzung bestimmter gelenkumgebender Weichteilstrukturen, die zu einer Bewegungseinschränkung und somit Einsteifung des Gelenks führen. Im Falle der Hüftgelenkarthrose (→ Hüftarthrose) besteht sehr häufig im fortgeschrittenen Stadium eine Außenrotationsbeugekontraktur, d.h., die betroffenen Patienten können das Bein weder vollständig strecken noch nach innen drehen. Das Bein liegt also in der Entspannungsphase leicht gebeugt und nach außen gedreht.

Low-grade-Infektion: Durch weniger aggressive Bakterien verursachte Infektion, die noch im begrenzten Umfang durch die körpereigenen Abwehrmechanismen unter Kontrolle gehalten werden kann. Keine dramatischen Allgemeinerscheinungen wie Fieber, Rötung und Sekretförderung. Sie verursacht dennoch Beschwerden und führt zu einer langsamen Auslockerung des Implantats. Entsprechende radiologische Abklärung und gegebenenfalls Punktion mit Laboruntersuchung muss durchgeführt werden.

Luxation: Verrenkung. Auskugeln des künstlichen Hüftgelenks, wobei sich v.a. bei der Kombination aus tiefer Beuge- und Rotationsbewegung der künstliche Hüftkopf aus der Pfanne herausbewegt. Kann insbesondere in der Frühphase nach Hüftgelenkoperation passieren, bis sich eine stabile neue Hüftkapsel gebildet hat. Bei der einfachen Luxation geschehen kaum Begleitverletzungen, sodass zunächst die Einrenkung des Gelenks in Kurznarkose ohne Operation möglich ist (geschlossene Reposition → Reposition). Um weitere Luxationen zu vermeiden, sollte der Patient danach konsequent krankengymnastische Übungen zur Kräftigung der Hüftmuskulatur durchführen und für eine bestimmte Zeit eine Antiluxationsbandage tragen (→ Antiluxationsbandage).

Minimalinvasiv: Mit kleinstmöglichem Trauma. Minimalinvasive Implantationstechniken haben sich in der Hüftchirurgie etwa zum Jahrtausendwechsel durchgesetzt. Durch spezielle Techniken (→ Yale-Technik) kann man die früher üblichen großen Schnittführungen mit großflächigen Muskelablösungen vermeiden.

MRSA, MRGN, ESBL: Multiresistente Keime, gegen die verfügbare Antibiotika gar nicht mehr oder unzureichend wirksam sind.

MRT, MR: → Kernspintomographie

Navigation: Intraoperative Navigation: computergesteuerte Kameraüberwachung während der Hüftoperation, mit deren Hilfe der Operateur die Prothesenpositionierung beim Einbau überprüfen und damit optimieren kann. Zum Einsatz kommt dreidimensionale infrarotgesteuerte Kameratechnik. Nach aktuellen Literaturangaben kann so die Genauigkeit der Prothesenpositionierung um ca. 20% gegenüber der herkömmlichen Methodik verbessert werden.

OCM: **O**rthopädische **C**hirurgie **M**ünchen. Spezielle operative Zugangstechnik vorne/seitlich am Hüftgelenk.

Offset: Offset des Schenkelhalses: Eindellung zwischen Schenkelhals und Hüftkopf. Biomechanischer Bezug des Drehzentrums des Hüftkopfes zum Oberschenkelknochen. Wesentlicher zu rekonstruierender Parameter beim Hüftgelenkersatz. Um nach der Operation ein harmonisches Gangbild bei Beinlängengleichheit und guter Kraftübertragung auf das Kunstgelenk zu sichern, sollten Beinlänge und Offset rekonstruiert werden.

Orthese: Orthopädietechnisches Hilfsmittel zur Stabilisierung eines Gelenkes (z.B. Schiene, Bandage).

Osteomyelitis: Infektiöse Entzündung des Knochenmarks. In der Mehrzahl der Fälle sind sowohl Knochenmark als auch Knochen betroffen. Es handelt sich um sehr ernste Erkrankungen, die fast immer operativ behandelt werden müssen. Häufig wird das betroffene Gelenk selbst nach optimaler Therapie schwer geschädigt, was in einer Hüftgelenkarthrose mündet (→ Hüftarthrose).

Osteoporose: Knochenschwund. Häufige Alterserkrankung des Knochens. Gekennzeichnet durch einen übermäßig raschen Abbau der Knochensubstanz. Daraus folgt eine erhöhte Bruchanfälligkeit, die das ganze Skelett betreffen kann. Häufig ist auch der Schenkelhals betroffen, welcher operativ mittels eines künstlichen Hüftgelenks versorgt werden muss. Da eine Osteoporose zunächst unerkannt vorliegen kann, wird in meiner Klinik vor Hüftgelenkersatz eine Knochendichtemessung durchgeführt (→ Knochendichtemessung).

Perthes'sche Erkrankung: Orthopädische Kinderkrankheit, charakterisiert durch eine Durchblutungsstörung mit nachfolgendem Absterben des Knochengewebes im Hüftkopf. Jungen sind viermal häufiger als Mädchen betroffen. Die Erkrankung tritt typischerweise zwischen dem 5. und 9. Lebensjahr auf. Zugrunde liegt wohl ein Mischbild aus Durchblutungsstörung, hormoneller Dysregulation, Druckerhöhung im Knochen und im Gelenkraum sowie noch unklaren genetischen Faktoren. Erste Anzeichen sind Hüftschmerzen und Hüfthinken mit Schmerzausstrahlung in das Kniegelenk.

Pfannenlockerung: Auslockerung des Pfannenimplantats aus dem Beckenknochen.

Polyethylen/Polyethylenverschleiß: Typisches Material, das als Lagerschale bei Prothesen Verwendung findet (→ Inlay). Die Qualität ist für die Lebensdauer einer Prothese (→ Inlayverschleiß) entscheidend.

Plastizität: Formbarkeit. Möglichkeit des wachsenden Organismus, sich auf veränderte Bedingungen einzurichten. Da während der frühkindlichen Entwicklung das Hüftgelenk im Wesentlichen noch aus knorpeligen Anteilen besteht, kann man in diesem Alter durch entsprechende orthopädische Maßnahmen noch wuchslenkenden Einfluss nehmen (→ Hüftdysplasie).

Prothese: → Hüftprothese. Als „Endo"-Prothese wird ein Implantat bezeichnet, das im Körper operativ verankert wird. Davon unterscheidet man die „Exo"-Prothese, also z.B. ein Kunstbein nach einer Oberschenkeloperation.

Rehabilitation: Im Rahmen einer Anschlussheilbehandlung übliches Nachsorgekonzept nach der Operation und dem Aufenthalt in der Klinik. Dauer ca. drei Wochen.

Reposition: Einrenkung eines ausgekugelten Hüftgelenks. Muss erfolgen, wenn eine Verrenkung bzw. Luxation am künstlichen Hüftgelenk geschehen ist. Im Allgemeinen erfolgt dies ohne operative Öffnung (geschlossen) in kurzer Narkose. Bei einer verhakten Luxation muss allerdings der Hüftkopf per Operation in die Hüftpfanne zurückbefördert werden (→ Luxation).

Revisions- und Wechseleingriffe: Nach Hüftgelenkoperation weitere oder sogar mehrmalige Operationen am betroffenen Gelenk. Kann dabei das Hüftimplantat belassen werden, spricht man von einem Revisionseingriff (von lat. „revidere" = erneut einsehen). Unter Umständen sind der Ausbau des alten Implantates und der Einbau eines neuen Implantates notwendig (Wechseloperation). Solche Eingriffe können nach Erreichen der Standzeit einer Hüftgelenkprothese erforderlich sein oder bei Komplikationen bereits vorher. Die schwerste Komplikation, die zu einem Revisionseingriff führt, ist die Infektion des Wundgebietes. Auch Verschleiß von Prothesenteilen wie Pfanneninlay und Kopf können Anlass sein.

Rotationseinschränkung: Einschränkung der Drehbewegung im Hüftgelenk.

Schenkelhalsfraktur: Knochenbruch am Oberschenkelhals. Eine der häufigsten Frakturen im höheren Alter des Menschen. Entsteht meist durch Sturz auf die betroffene Seite, wenn eine Osteoporose (→ Osteoporose) zugrunde liegt, und tritt bei Frauen häufiger als bei Männern auf. Die Schenkelhalsfraktur muss im höheren Alter häufig mit einem künstlichen Hüftgelenk operativ versorgt werden.

Subluxationsphänomene: → Instabilität

Standzeit: Zeitdauer, die eine Prothese im Körper verbleibt. Sie sollte bei modernen Hüftprothesen mindestens 15–20 Jahre betragen.

Thrombose: Verschluss eines Blutgefäßes durch ein Blutgerinnsel. Mögliche Komplikation bei Hüftgelenkoperation. Es besteht die Gefahr einer Embolie, mit möglicherweise tödlichem Ausgang. Daher erfolgt bei Hüftoperationen routinemäßig Thromboseprophylaxe durch Spritzen moderner niedermolekularer Heparine und Frühmobilisierung des Patienten (→ Heparininjektion).

Totalendoprothese: Ersatz von Hüftkopf und Hüftpfanne. Im Gegensatz z.B. zu Kopfprothesen, wo nur der Hüftkopf ersetzt wird. Dieses Verfahren wird im Allgemeinen nur im Seniorenalter angewendet.

Wechseleingriff: → Revisions- und Wechseleingriffe

Yale-Technik: Spezielle Methode der minimalinvasiven Hüftimplantationstechnik (→ minimalinvasiv), die aus den USA von der Yale-

University übernommen wurde. Mittels eines kleinen vorderen und eines kleinen hinteren Schnittes am Po bzw. am vorderseitigen Oberschenkel setzt man die Prothesenbestandteile wie Hüftpfanne und Schaft ein. Die gesamte stabilisierende Hüftmuskulatur wird dabei geschont, sodass die Patienten rasch Vollbelastung und volle Muskelstabilität im operierten Bein erreichen. Dadurch verkürzt sich die Rehabilitationsdauer stark. Die Yale-Technik wird exklusiv an der Wolfart-Klinik in München-Gräfelfing durchgeführt.

Der Autor

Dr. med. Robert Kipping studierte in Hamburg, Bonn und München Humanmedizin. Seine Assistenzarztzeit absolvierte er in den Bereichen Unfallchirurgie und Orthopädie sowie operativer Rheumatologie. Nach der Facharztprüfung für Orthopädie arbeitete er am Rotkreuzklinikum München, zuletzt als Oberarzt, bis zur Eröffnung seiner Praxis und der Übernahme der Belegabteilung Orthopädie und Endoprothetik an der WolfartKlinik in München-Gräfelfing im Jahr 1996. Die kinderorthopädischen Eingriffe werden an der Belegabteilung der Kinderklinik des Krankenhauses Dritter Orden in München durchgeführt.

Später folgten der Erwerb des Facharztes für Orthopädie und Unfallchirurgie sowie weitere Zusatzqualifikationen wie „Spezielle operative Orthopädie", „Physikalische Therapie", „Sportmedizin", „Skelettradiologie" und „Chirotherapie" .

Die Bestellung als H-Arzt der Berufsgenossenschaften erfolgte bereits mit Praxisgründung 1996 und wurde 2016 in eine D-Arzt-Bestellung umgewandelt. Zudem ist er als Gutachter für die Sozialgerichte in München, Augsburg und Landshut, das Bayerische Landessozialgericht und verschiedene Berufsgenossenschaften und Privatversicherer tätig.

Dr. Robert Kipping gehört bedeutenden Fachgesellschaften an und ist Mitglied der internationalen „Corail faculty" (Gesellschaft für Hüftendoprothetik) sowie der AE (Arbeitsgemeinschaft für Endoprothetik).

Schwerpunktmäßig führt Dr. Kipping Operationen aus dem Bereich der Hüft-, Knie-, Schulter- und Fußchirurgie stationär oder ambulant durch, einschließlich aufwändiger Revisions- und Wechseloperationen. Einen besonderen Stellenwert genießt hierbei die Yale-Technik, die Dr. Kipping seit 2004 in Deutschland etabliert hat. Mittlerweile wurden mehr als 5.000 Implantationen in Yale-Technik vorgenommen.

Der Autor hat bislang etwa 10.000 Hüftimplantationen selbst durchgeführt.